Sense Ability Expanding Your Sense of Awareness for a Twenty-first-Century Life

みんなに好かれる人 避けられる人

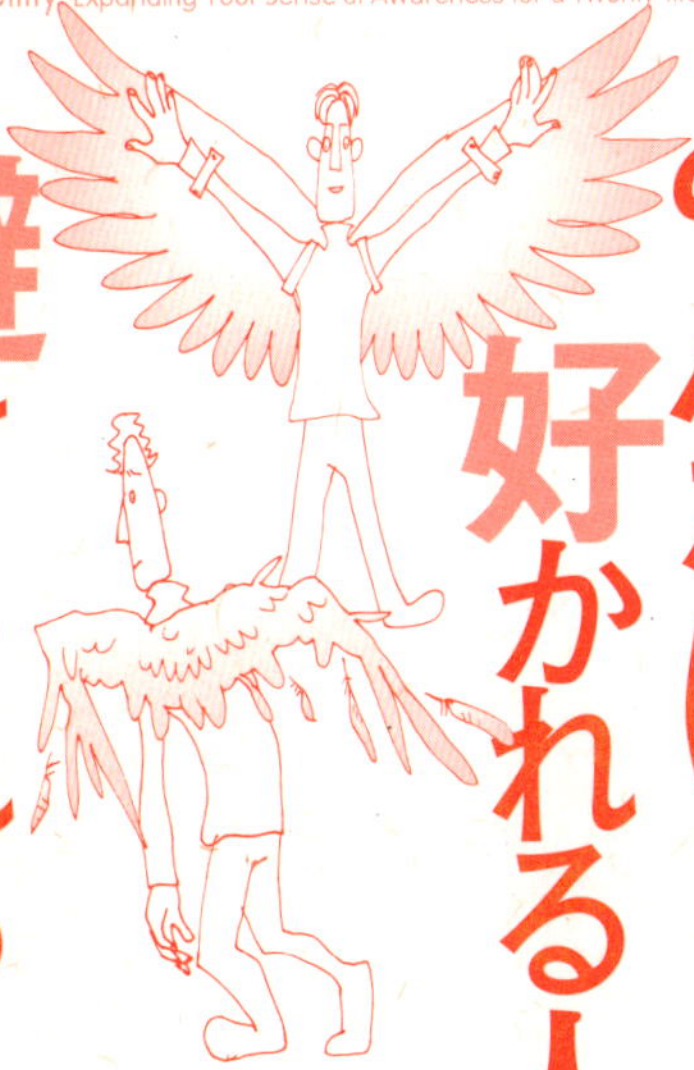

Doris Wild Helmering
ドリス・W・ヘルマリング
伊藤はるみ[訳]

日本教文社

みんなに好かれる人　避けられる人――目次●Contents

第1章●あなたの中にあるSA（感覚力）を発見しよう 16
――人間関係と日常生活での「気づきの力」

SA（センス・アビリティ）って何だろう？ 17
「気づきの力」を高める 19
「気づきの力」の使い方を身につける 22
人は本当に変わるのか？ 28
あなたの人生と人間関係を変える旅 29

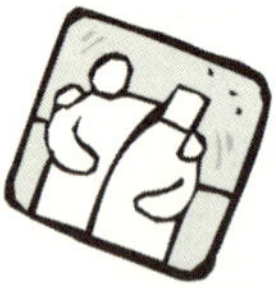

第2章●あなたは「他者指向」？ それとも「自己指向」？ 31

他者指向か自己指向かで、あなたの行動が左右される 32

*マギーの場合　32
*ビルの場合　33
*アルの場合　34
「他者指向型」と「自己指向型」の違い　35
遺伝と文化の影響　38
「バランスのとれた自己」をめざす　40
*極端な他者指向　41
*極端な自己指向　42

第3章 ● 愛し方を知らない人たち　45

愛って何だろう？　48
愛とは耳をかたむけること　49
愛とは忘れずにいること　51
愛とは与えること　56
愛とは受けとること　61
愛とは相手を尊重すること　65

愛とは面と向かい合い、教えること　66
愛とは遊ぶこと　72
愛とは許すこと　75
「許す決意」をする　76
自分を許すことを学ぶ　78
自分を愛する方法を知っているか？　80
「愛するために」生きる　81

第4章●あなたは人に怒りすぎ？　83

こんなこと、していないだろうか？　85
あなたが人に怒る三つの原因　87
一・あなたは否定的な思考をしている　87
二・あなたは脅威を感じている　89
三・あなたの生理的な反応　90
どうやって怒りは高まるのか　91
一・罵倒《ばとう》する　91

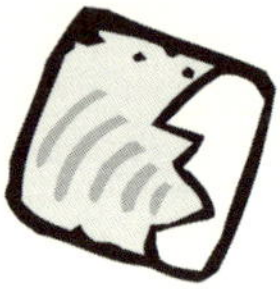

二・誇張する　92
三・「○○すべき、○○ねばならない」と思いこむ　93
一つの出来事、二つの解釈　93
●エクササイズ——考えてみよう　94
あなたの怒りっぽさは生まれつき？　95
かんしゃくを起こすのが当たり前になっている人　96
怒りの研究によれば　97
怒っていい時なんてあるの？　99
「内向する怒り」と「外向する怒り」　101
冷静になる　102
*「私は自分自身を、私の否定的な思考を、
そして私の怒りをコントロールしようと決めた」　103
*「フェアウェイの一〇メートル以上むこうまでクラブを投げたものです」　105
*慈しみの心を育てる　107
*×印で結果を記録する　107
*「私は少しいらだっている」　108
ほかのだれかの怒りに対処する時　109
怒りが招く結果をいつも忘れないでいよう　110

第5章 日々の苦しみや失望にどう対処するか？ 112

一一年間頭痛に悩む女性 113
日々の苦しみに対処する人たち 118
失望して人生を投げ出す人たち 119
「石を捨てろ！」 121
大切な人が遠い存在になった時 122
*悲しみに沈む人のための行動リスト 123
子供を失った時 124
慢性的な病気に直面した時 128
その他の苦しみや悩み 130
人生の回復力——苦しみをはねかえす力 132

第6章 自分の思考をチェックし、方向づけているか？ 138

監督はあなただ 139
何が見える？ 141

どんな話にも別の見方がある　143
あなたの考え方のタイプは？　145
●エクササイズ——否定的な考え方と肯定的な考え方のチェック　146
せっかちに否定的な結論を出す　148
＊落ち着いて、距離をおいて、事実はどうかを考えよう　149
行きすぎた一般化　151
固執する　152
＊マインドフル・ブリージング　155
あなたの思考はどこに集中しているか——過去？　現在？
それとも未来？　157
＊過去にとらわれる　157
＊未来のことばかり考える　159
＊心配性の人へのアドバイス　160
本当にあるのは「現在」だけ　162
あなたという人間を決めているのは、あなたの思考　163

第7章 まわりの批判ばかりして、人生を台無しにしていないか？ 166

批判は双方の心を傷つける 170
あなたは「あら探し屋」？ 172
あなたはどうして、そんなに批判的になったのか？ 173
批判の手口 175
*言葉によらない批判 177
批判が役にたつことがあるか？ 178
不適切な批判をやめる 180
あなたにとってもっと価値があるものは何だろう？ 182
批判的な人とつきあうには 185
自分を批判する人 186
まわりへの批判をやめれば、いいことがたくさんある 188

第8章 ● 自分と他人の「心の境界線」に気づいているか？ 190
「あなたは私の領域を侵害している」 190
●質問――あなたの心の境界線を見つけよう 193
さまざまなタイプの「見えない境界線」 196
●エクササイズ――考えてみよう 201
私の感覚、あなたの感覚 202

第9章 ● あなたは人をコントロールしたがるタイプ？ 204
人に指図するということ 205
*かんしゃく、小声でつぶやく、ふくれっつら、返事をしない 207
人をコントロールする「権利」 209
●質問――あなたはどんなふうに人をコントロールしているか？ 210
あなた自身の人生がうまくいっていない時 213
自分をコントロールする 214
*認知行動療法のセラピーを受ける 216

*静座法　220
*ただ、言葉を言いかえるだけで　222

第10章●遺伝やその他の影響を乗り越えられるか？　225

生まれつきのもの？　226
育ち方によるもの　227
●エクササイズ――子供時代の影響　229
目に見えないルールの影響　232
*「ウェルテル効果」　233
*お返しのルール　235
*お返しとして譲歩するルール　237
*一貫性の原則　238
*小さな親切　240
*肯定的な言葉を自分に言いきかせる習慣　241
生まれつき、育ち方、いま受けている影響のすべてとうまくつきあう　242

第11章●どれくらい人への嫉妬や猜疑《さいぎ》心があるか？ 244

嫉妬する女性 245
本心の告白——嫉妬という感情 246
嫉妬を表わす行動 247
嫉妬はどこから生じるか 249
嫉妬をおさえるには 251
猜疑心《さいぎしん》という怪物 252
よりよい自尊心 254
注目を集めるための競争 255
気づきのない話しすぎは禁物 257
人生に耳をかたむける 258

第12章●不安症やうつ病に苦しんでいるか？ 259

健全な不安もあれば、人をむしばむ不安もある 261

*漸進《ぜんしん》的筋肉リラックス法 262
*TFT（思考場）療法 263
*何かをしに出かけよう 265
*薬物 266
*「人は理解してくれない」 266
うつ病――原因のある場合とない場合 267
*「私は将来に希望をもっている」 268
*薬物治療、サイコセラピー、そして自分自身の努力 270
*ペットは、あなたを励ますチアリーダー 270
*あなたは、うつ病以上の大きな存在 271
健全な状態へと、自分をひっぱっていく 272

第13章●神さまに話しかけていますか？ 273

祈りの恩恵 276
*「こんにちは、神さま。私はここにいます」 279

第14章 ● 他者やまわりの世界との一体感を感じるか？ 281

一体感とは何か 282

*雪の中の涙 286

*ベッドサイドの椅子 287

一体感を妨げるもの 289

一体感のための舞台を設定する 290

第15章 ● 「知恵のある成熟」をめざそう 292

知恵のある成熟 293

●あなたの成熟度のチェックリスト 294

そのほかに必要なこと 298

*あなたのまわりの神の子たち 299

*支援グループ 300

*ひとりの時間 300

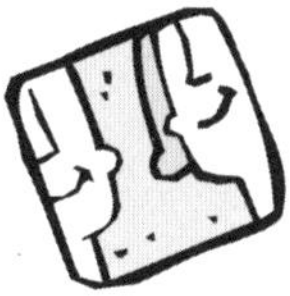

＊眠り　301
＊無私の奉仕　302
あなたには、まわりに変化を起こす力がある　303
あとがき——変化には「四つの季節」を要する　305
訳者あとがき　307

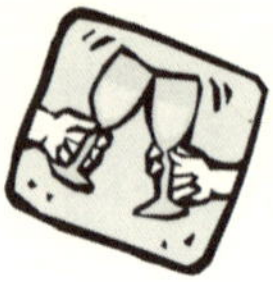

みんなに好かれる人　避けられる人——*Sense Ability*

第1章 あなたの中にあるＳＡ（感覚力）を発見しよう
――人間関係と日常生活での「気づきの力」

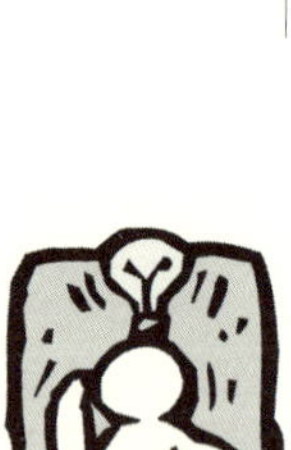

日常の生活では、ぼんやりすごすことが当たり前になってしまっている。人間とは眠りと目ざめをくりかえす生き物、しかもけっして完全に目ざめることのない生き物だと言っていいほどである。日常的な仕事をこなすには、半分眠りながらでも十分ことたりるので、自分が不完全な状態にあると気づいている人はほとんどいない。――アーサー・ダイクマン（作家）

私が数人の客とともにコーヒーショップのカウンターに並んでいた時のこと。一人の男性が列をおしのけて前に進み、店員に注文した。彼女は笑顔で「少々お待ちください」と答えた。二、三分もすると、男性はカウンターをげんこつでドンとたたき、「何をやってるんだ」と言った。

その人の妻がそばへ行き、彼の腕を優しくたたいて、なだめようとした。彼は妻をにらみつけ、「この忙しいのに」と捨てぜりふを残して行ってしまった。

店員はすっかり気が動転した様子で、待っている客たちにおどおどと謝った。私にコーヒーをわたす時にもまた、「すみません」とわびた。
その場にいた人はみんな、あの男性にはおよそ良識というものがないと思ったことだろう。つまり、彼はまわりに対する**「気づきの力」**を働かせていなかったのである。

SA(センス・アビリティ)って何だろう?

この本のテーマである「SA」(センス・アビリティ――**感覚力**)とは、あなたの人生や人間関係における「気づきの力」(アウェアネス)を十分に働かせる技術《スキル》である。それは自分の思考、感情、行動をより高いレベルから眺める能力である。SAを働かせれば、自分の思考がいかにさまざまな感情を生み、その思考と感情がいかに行動を左右するかがわかってくる。さらに**身近な人々への気づきも深まり、自分の感情や行動が他者にどんな影響を及ぼしているか――自分が示す親近感、共感、寛大さ、好意、つながり、一体感を相手は受け入れているのか、はねつけているのか――をその場で感じとることができる。**

コーヒーショップで見かけたあの短気な男性も、気づきの力=SAを働かせていれば、店員は忙しいこと、客が何人も待っていることがわかっただろう。「遅すぎる」とか「この忙しいのに」とかいったネガティブな思考におちいっていることに〝気づけば〟、その考え方自体が怒りのもとになっていることもわかったはずだ。SAが働いていれば、〝自分の思いどおりにならないせいで怒る〟という**自動的な反応パターン**が出てきそうだと、彼に警報を発したかもしれない。そうなれば、もっと客観的に「遅れそうだからコーヒーはあとにしよう」とか「ここは混んでいるな」と考えたり、あるいはもっとポジティブに「ここのコーヒーはいい香りだ」と考えることもできると〝気づいた〟だろう。そうして思考を変えれば、感情や行動も変わってきたはずである。

　彼がＳＡを働かせていれば、妻の行動の裏には、その場を取りつくろおうという気持ちだけでなく、夫をいたわろうという気持ちもあったことに〝気づいた〟だろう。ふと我にかえって、妻がさしのべる手をふりはらう自分の姿に気づいたかもしれない。少しぐらい待ったところでどうってことはない、という気持ちになったかもしれない。そして、妻と楽しくコーヒーを飲むというおまけまでついたかもしれないのだ。

　一方このケースでは、コーヒーショップの店員もＳＡをうまく働かせたとはいえない。彼女がＳＡを正しく働かせていれば、自分は順番に客をさばいており、何の落ち度もないことがわかっただろう。この男性は怒りを武器にして、わがままを通そうとしているのだと〝気づいた〟だろう。そうすれば責任や不安を感じることもなかったろうし、その場を何とかしなければとあわてることもなかっただろう。

　ＳＡという能力は、だれにでも生まれつき備わっている。**そして多かれ少なかれ、あらゆる思考のプロセスにかかわっている。**ほとんどの人はこの能力を十分開花させていないが、じつは日々の生活で何度も無意識にそれを使っているのだ。

　自分の言いたいことを友人や同僚にうまく伝えようとする時、子供の話を聞いてどんな生活をおくっているか知ろうとする時、朝、目をさまして今日は気分がいいとか悪いとか思う時、新しい友人にどこまでうちあけ話をするか決める時、あなたはＳＡを働かせている。この「気づきの力」によって得られた情報を使って、自分の思考、感情、行動をたえずチェックし、修正し、変更しているのである。

　人間の感覚器官からは、つねに無数の情報が脳へと伝えられている。鼻は一万種類ものにおいをかぎわけ、耳は約三〇万もの音を聞きわけることができる。網膜からは毎秒一〇億ものメッセージが脳へ伝えられ、色、大きさ、形、材質、距離、空間の識別を可能にしている。片方の手だけに限っても、触覚を感じる点は一万七〇〇〇個もある。舌には一万個の味蕾《みらい》があって、甘いか、塩からいか、酸《す》っぱいか、苦いかを教えてくれる。さらに、論理的な思考や情報、データを使うことなく、直観によって「知る」こともできる。

こういった感覚器官から無数の情報が脳へととどけられると、あなたのＳＡはそれを採り入れる。そして自分の思考、感情、行動に他者を観察した結果を加えて、さらにデータを増していく。自分についての情報――自分が選んだ思考、感情、行動の適切さ、あるいは不適切さ――が多ければ多いほど、そして他者についてのデータが多ければ多いほど、ＳＡはよりいっそう高められるのだ。

「気づきの力」を高める

かつては、生まれつき白内障《はくないしょう》という病気をもつ人は、ものを見ることができなかった。しかし手術が普及したおかげで、多くの患者がまるで奇跡のように視力を得た。ところが、驚くような、だれも予測しなかったことが起きたのである。手術によって視力を得た人々は、私たちが普通に考えるような意味では「見る」ことができなかったのだ。

たとえばある男性は、妻の顔をほかの人の顔と見わけることができなかった。声を聞くか顔の一部にふれるかしなければ、妻とはわからなかったのである。ラッパズイセンの花束をもらった別の男性は、色と形をみても首をかしげるだけだったが、香りをかいではじめて、ああ、ラッパズイセンだと嬉しそうに言った。煙突からたちのぼる煙をみて、煙が空をまっぷたつに裂いていると思った人もいるし、犬のブチ模様をみて、からだに穴があいていると思った人もいる。またある人は、水のはいったコップをテーブルの上に置こうとして、テーブルの何十センチも上で手をはなしてしまい、コップは割れる水はとび散るの騒ぎになった。テーブルは見えていたのだが、距離を判断することができなかったのである。このように後天的に視力を獲得した人々は、その能力を十分に活用できるまでに数ヵ月もしくは数年もかかった。

視力を獲得したもののその使い方が身についていない人、つまり視力はあるのに「見る」ことができない人と同じように、ほとんどの人は自分に「気づきの力」があることを知らず、その使い方がわかっていない。目の前にある情報を見て、それを適切に処理する能力を育てていない。**私たちがもっている貴重な、すばらしい、不思議な力であるSA——思考、感情、行動をよりよくコントロールさせてくれる力、強固で健全で長続きする人間関係を築かせてくれる力、満足、安心、幸福感を与えてくれる力、人と人との結びつき、一体感を与えてくれる力——を、どう使えばいいかわかっていないのである。**

だれもが自分をよりよく理解し、もっと多くのことに気づけるようになって、生きる上での問題を減らし、より健全な人間関係を築くお手伝いをしたいと思って、私はこの本を書いた。いつでも手にとることができ、そのときかかえている問題に対処するためのヒントを得られる本を書こうと思った。

私はこの二八年間に、セラピーの現場で一四〇〇人以上の人に面接し、四万時間以上をサイコセラピストとしてすごし、家庭や職場の人間関係をテーマに多くの新聞のコラムや本を書いてきた。そして、人生、幸福、強固で健全な人間関係を実現する本当の秘訣は、何よりもまず一人一人の「気づきの力」を高めることだと身にしみてわかったのである。

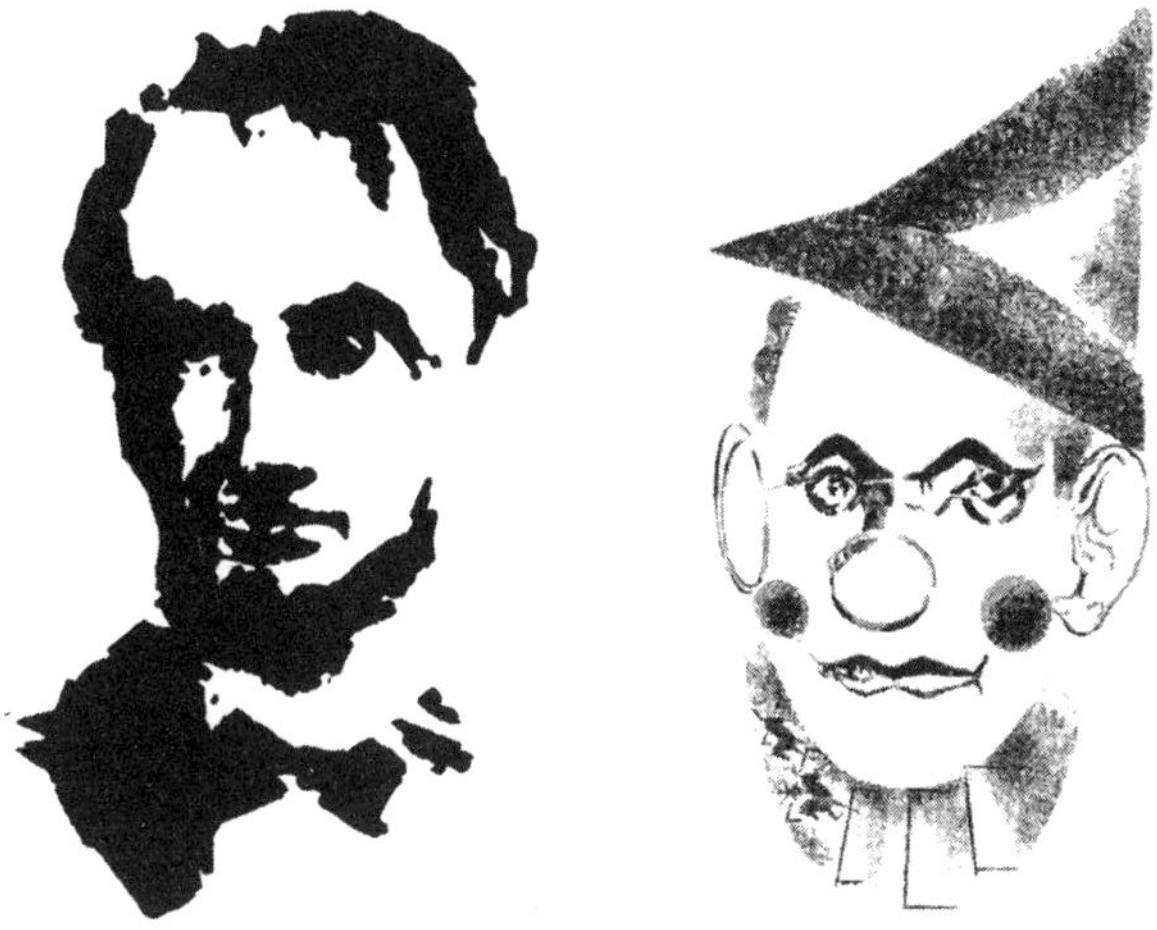

手はじめに二つの絵を見てほしい。画家で作家のラリー・ケテルカンプが描いたものである。

左の絵は、ごらんの通りリンカーンの肖像画だ。しかしよく見ると、別のものが見えてくる。このリンカーンの絵の中には、ネズミ、ラクダ、ガチョウ、ピエロ、人の横顔、犬の頭、カタツムリがかくれているのだ。

あなたはいくつ見つけられるだろう？

さて、右の絵には何が見えるか。もちろん、ピエロだ。

今度はこの絵を時計回りに九〇度回転させて見てみよう。ピエロがサーカスの風景になったはずだ。テントがある。一輪車に乗った曲芸師と鼻先にボールをのせた動物がいる。リングの縁にそって馬と象がいて、一頭の馬の背中にはなんと人が立っているのが見える。

一回目に絵を見た時には、あなたの「気づき」に限界があったことがわかるだろう。目をこらしてもう一度よく見ることで、より多くのことに気づいたのである。

この本を最後まで読んだあと、あなたは自分の気づきの力＝ＳＡが高まったことを知るはずだ。そして自分に対する見方、自分の生き方を変えずにはいられないだろう。あなたは変わるのだ。

「気づきの力」の使い方を身につける

「気づきの力」＝SAを高め、利用する方法の一つは、言ってみれば**自分のからだを離れて、外から、心の目で意識的に自分を見つめること**である。そのとき、解釈や評価や判定をしてはいけない。ただ観察するのだ。そうすることであなたは「**公平な観察者**」になる。

「公平な観察者」になったあなたは、その時その場での自分をリアルタイムで見ている。自分から距離をおくことで、自分がはっきり見える。夫と話しているあなたが見える。夫と意見が合わないと、自然に声をはりあげているあなたが見える。まだ寝たくないと言う子供を、がみがみ叱っているあなたが見える。自分の言い分を通そうと、相手に人さし指を突きつけているあなたが見える。日曜日、手持ちぶさたのあなたが椅子にドサッとすわり、だれもかまってくれないと嘆いているのが見える。食べすぎてしまうあなた、何年も昔の出来事が忘れられずにくよくよしているあなたが見える。会議で人を厳しく責めるあなたが見える。次から次へと仕事を引き受けて、忙しすぎると相手かまわず泣きごとを言うあなたが見える。レジの行列でイライラしているあなたが見える。話していると、つい自分の立場をおおげさに脚色してしまうあなたが見える……。

「公平な観察者」になれば、あなたは当事者の立場をいったん離れて観察できる。そして自分の思考が肯定的か否定的か、その焦点が過去、現在、未来のいつに向いているのかを見定めることができる。すると、次にどんな感情がわいてきそうか見当がつき、思考がその感情の強さを左右することがいかに多いかがわかってくる。自分が失礼な行動、嫉妬ぶかい行動、あるいは愛情のこもった行動をしていることがわかってくる。ちょうど、映画の中の自分を見ているようなものだ。

気づきの力が高まると、**自分が必ずしも自発的に自由に行動しているのではなく、いつも特定の反応パターンにそって生きている**ことがわかってくる。観察によってそれまで気づかなかった自分の姿が見えてくるのは、まるで夢からさめるような感じだ。あなたは自分のことを、もう子供が寝ぼけまなこで見るような見方ではなく、しっかりと目ざめた一人前の大人の目で見るのだ。

「きのうはひどい一日だったわ」ジョーンが言う。「だから今朝起きた時、ゆっくりお風呂につかろうと思ったの。ところがどう？　お湯が出ないのよ。夫のせいだと思ってかっとなったわ。彼がシャワーを浴びた時に、温水ヒーターのランプが消えてるのに気づいてたはずでしょ？　それなのに、地下室へ行ってスイッチを入れ直しておこうという、思いやりがないのよ。私にはやり方がわからないのを知ってるくせに。さんざん家族のために働いて、熱いお風呂にはいることもできないなんてね」

だがその朝、もし彼女が「公平な観察者」の目にきりかえていたら、もしSAの力を働かせていたら、ランプが消えていることを夫が知っていたと決めつける自分の姿が見えただろう。お湯が出ないと知って無力感に襲われ、それを怒りに転じていく自分が見えただろう。自分が、この出来事にどんどん否定的な意味づけをするような考え方をしていることに気づいたはずだ。「公平な観察者」になる習慣がつけば、自動的な反応パターンなんてものには何のメリットもないと、彼女も〝気づける〟ことだろう。

〝自己発見〟ができていれば、風呂にはいろうとしてお湯が出ないことに気づいても、それをたんなる一つの出来事としてとらえるはずだ。お湯がないという事実。ランプは前から消えていたらしいという事実。それなら、水のシャワーを浴びるか、入浴をあきらめるかにしようと考える。この機会に地下室のスイッチの入れ方を覚えたっていい。被害者意識はなし。夫に腹を立てることもない。「公平な観察者」になり、SAを働かせることを覚えれば、もうあなたは思考や感情を「暴走」させることはないから、より深い洞察を得られることになる。結論にとびついたり、勝手に思いこんだりすることはない。ものごとの全体像が見えてくる。そして、先入観をもつことなく、出来事そのものに対処できるのだ。

外国語を勉強したことがあればわかると思うが、はじめのうちは単語の一つ一つに苦労して頭をひねらなければならない。ところがその言葉にだんだん慣れてくると、一語一語おきかえる必要はなくなってくる。いつのまにか、頭の中でやすやすとその言語で考えられるようになっているのだ。

スポーツや楽器の練習を始める時もそうだ。はじめはラケットの持ち方や指の位置に、精神を集中しなければならないが、そのうちに何も考えなくてもできるようになる。日々の生活で「公平な観察者」になるのもこれとまったく同じなのだ。ある点まで行けば、何も考えなくても自動的にスイッチをきりかえることができる。

「公平な観察者」になり、SAを働かせることで、あなたは生きる上での恐怖、痛手、憂うつ、不満から解放されるだろう。怒り、嫉妬、どん欲、妄念、欲求不満、妄想に支配されることがなくなり、出来事は出来事として受けとめられるようになる。そして人生の見通しがどんどん開けるはずだ。そう、あなたは自分の思考、感情、行動をコントロールできるようになるのだ。

意識的にSAを働かせるもう一つの方法は、自分の思考、感情、行動について、「**私は○○に〝気づいている〟**」という言葉を頭の中で加えてみることだ。

たとえば、私は、屋根にふりかかる雨の音を聞いていることに〝気づいている〟。雨だれの音を聞くうちにいい気持ちになってきたことに〝気づいている〟。ベッドから出たくないと思っていることに〝気づいている〟。会議に遅れた言い訳を考えている自分に〝気づいている〟。ゆうべの電話について考えている自分に〝気づいている〟。今日しなければならない、いろいろな仕事のことを気にやんでいる自分に〝気づいている〟。叔母に誕生日のカードを送り忘れた自分を責めていることに〝気づいている〟。

ためしにこのテクニックを一日実行してみれば、あなたはその日のうちに前より穏やかな気分になり、いつも心にかかっていたもやもやが晴れていくはずだ。また、出来事を出来事として冷静に受けとめることができ、否定的な感情がうすらいでいくだろう。夫がごみを出してくれなかったとしても、「ジョージがごみを出さなかったことに私は気づいている」と口に出してみれば、それはたんなる事実になって、解釈や感情のはいりこむ余地はほとんどない。ジョージなんかあてにならないわ、約束を破ってばかり、私を愛してないんだ、などと悪いほうへ悪いほうへと考えることはなくなるだろう。

SAを働かせる第三の方法は、何度も〝決意の言葉〟をくりかえすことである。私のセラピーを受けたクライアントたちの場合、次の表現が、今までいちばん効果的だった。

「私は一瞬一瞬を、素直に、落ち着いて、意識的にすごしていこうと決めた」

今すぐこの言葉を二、三回言ってみてほしい。きっと効果のほどがわかるはずだ。

これを一日に何度となく口に出して確認することで、あなたは自分を今この瞬間に集中させることができ、より多くのことに気づくようになれる。心が静まっていく。たえまない頭の中のおしゃべりがやむ。こうして感じる静寂が、さらに人生の多くのことに気づかせてくれるのだ。

もし「ああいやだ。また一つ、つまらない用事ができた」と思ったら、とにかくこの言葉を言ってみるのだ。一日か二日でいいから続けてみてほしい。自分をくもりのない目で見つめれば、あなたの暮らしに忍びこむいらだちやモヤモヤ、精神的な苦痛からもっと楽に逃れられるはずだ。今までのように途方にくれることもなくなり、元気も出てくるだろう。

人がセラピーにやってくるいちばんの理由は、日々の人間関係や生活が苦しいから、というものだ。彼らは苦痛からのがれたいと思っている。すぐれたセラピストは問題を明らかにし、それに対処するための新しい戦略を与える。SAをつねに意識的に働かせることで、あなたは自分自身のセラピストになる一歩をふみだせるのだ。あなたの心の目に自分を映し出すのだ。自分を見つめ、**自分の思考、感情、行動のなかには、役にもたたず、建設的でもないものがある**と気づけば、あなたはそれを改善することができる。

ここで忘れてならないことがある。賢明な行動というのは、即座に反応することではなく、それぞれの場面で最善の反応を選ぶことだ。自分を見つめ、自動的な反応のパターンを離れることができて、はじめてそれができるのだ。

ある夫婦は毎朝、一日の始まりに腰をおろして静かな瞑想の時をすごしていた。ところが毎朝ちょうど二人が瞑想にふけっている時に、隣りの家の前に迎えの車がやってきて、せっかちにクラクションを鳴らす。

ある朝、瞑想を終えた夫は妻に言った。「もしぼくに超能力があったら、あのうるさい車のタイヤを四本とも、隣りのやつが乗ったとたんに毎日パンクさせてやりたいね」

妻は「それはちょっとやりすぎよ」と答えた。

しばし考えたあと、夫は「もし超能力があったら、あの車のクラクションを壊して二度と直らないようにするよ」と言い直した。

妻は「それもどうかと思うけど」と答えた。

数時間後、夫はかすかな笑みを浮かべて妻のところへやってきた。「できることなら、あのクラクションが鳴らないようにしてやろう、ただしあいつの家の前だけでね」

妻は「さっきよりはましね」と答えた。

その夜、ベッドにはいりながら夫は言った。「もしできることなら、瞑想にもっと集中して、クラクションが耳にはいらないようになりたいな」

私がこの男性をすばらしいと思うのは、最善の答えを求めてあくまでも考え続けたからだ。腹いせ的な考え方と「なんで相手は変わらないんだ?」という態度から、自分自身をふりかえり、自分が別のどんな方法をとれるかに目を向けたのだ。ＳＡを働かせ、いろいろな反応のしかたを検討し、そして彼は変わったのである。

ＳＡを働かせるにはもう一つ方法がある。頭の中で「なぜ」という言葉を使いたくなったら、「どんなふうに」におきかえるのだ。たとえばあなたが短気な性格だとする。「なぜ私は短気なのか」と自問すれば、疲れているから、忙しすぎるから、遺伝だからなどの答えがでてくるだろう。それに対して私は「どんなふうに」短気なのかと問いかければ、いつも人の話を途中でさえぎるとか、車の運転でいつもスピードを出しすぎるとか、ぶっきらぼうに話すとかいった答えになるはずだ。このように「なぜ」を「どんなふうに」に変えるというちょっとしたテクニックを使うだけで、もうあなたのSAの力は高まっている。

人は本当に変わるのか？

私がセラピーや講演をしていると、「人というものは変わらないものです。あなたにも人を変えることはできませんよ」と言われることがある。

私は「**いいえ、変わりますとも**」と答える。

私のセラピーを終え、自分はすっかり変わったという人は何人もいる。彼らの考え方、感じ方、ふるまいは、前とは別のものになっている——怒りをコントロールできるようになっている。感情をうまく処理することを覚え、人を批判したり、いやみを言ったりしなくなっている。人をほめられるようになっている。責任感がつき、やると言ったことはやり、浪費をひかえ、情事と縁をきる。飲酒をひかえ、あるいはすっぱりと禁酒する。ぐずぐずと思い悩まなくなっている。学校にもどり、仕事を変え、異性とつきあい始める。寛大な態度がとれる。愛の本当の意味を知る。

一生変わらない人なんて、いるはずがないのだ。

あなたは今でも、生意気な、あるいはおずおずと引っ込み思案の高校生のままだろうか？　まさかそんなことはないはずだ。

ここ一〇年で、新しくスポーツを始めたり、新しい趣味を見つけたりしただろうか？　もちろんしたはずだ。コンピューターを使うこと、ビデオの録画予約をすること、インターネットで情報を集めること、留守番電話をセットすること、ファックスを送ること、銀行のATMを使うことを覚えただろうか? きっと覚えただろう。

この章を読んだことで、あなたの変化のプロセスはすでに始まっている。前より多くのことに気づき始めている。SAを働かせ、高め始めているのだ。

あなたの人生と人間関係を変える旅

これから先、この本の中ではあなたにたくさんの質問をしていくことになる。たとえば「あなたは『他者指向』? それとも『自己指向』?」「愛って何だろう?」「あなたは人に怒りすぎ?」「日々の苦しみや失望にどう対処するか?」「あなたは自分の思考をチェックし、方向づけているか?」「まわりの批判ばかりして、人生を台無しにしていないか?」「自分と他人の『心の境界線』に気づいているか?」「あなたは人をコントロールしたがるタイプ?」「どれくらい人への嫉妬や猜疑《さいぎ》心があるか?」「不安症やうつ病に苦しんでいるか?」といった具合に。

どれもみな、生きていく上で気づきを必要とする問題である。こういったことが、あなたの人間関係を深めもすれば、損ないもする。仕事上の成功をも左右し、あなたの人生がみじめで悲しいものになるか、それとも満足と、安心と、成熟を映し出すものになるかを決める。この本で私が問いかけるのは、あなたの人生のかたちを決めるとても大切な問題なのだ。

そういうわけで、これから出てくる質問にはぜひひとも答えてほしい。頭の中で答えるにせよ、紙に書いてみるにせよ、たっぷり時間をかけて考えてほしい。この答えを考えるプロセスで、あなたは自分の

ＳＡの力を育て、働かせ、高めていくだろう。

各章で紹介する気づきと変化のための方法やテクニックは、たくさんのセラピストが使って大きな成果をおさめてきたものであり、ほとんどは調査、研究によっても裏づけられている。なかにはあなたにとって、気がすすまなかったり、効果のほどが信じられないというものもあるかもしれない。しかし、簡単なテクニックを一つだけ使ってほんの小さな変化をとげるだけでも、あなたの人生は大きな影響を受ける。

この本ではキリスト教、ユダヤ教、仏教、ヒンドゥー教の関連する教えも紹介している。どれも、私がお話ししたい原則をわかりやすく伝えるためのものだ。また、いろいろな人の実話を読むことで、人生の意味を見つけたいと苦闘しているのはあなただけではないことがわかるだろう。そしてきっと、あなたが自分自身の人生のために答えを見つけ、希望となぐさめと調和を得られるものと私は信じている。

読んでみて、実行するのは大変だと思うかもしれない。これは勇気のいる困難な旅だ。自分の毎日の生活をじっと見つめなければならない。自分に責任をもち、全力をつくし、新しい考え方、感じ方、行動をためし、いろいろなことに気づく。そうしてＳＡの力を高めていくのだ。

たいていの人は、人生の大部分を眠ったように、夢の中にいるかのようにすごしている。この本は、あなたが自分自身を愛し、他者を愛し、怒りをコントロールし、批判をやめ、失望と苦悩にうまく対処し、たえまない欲望の流れをしずめ、憂うつと心配を克服し、けちな妬《ねた》みやそねみやあせりを捨てることを学ぶための、目ざましのベルとなってくれるだろう。聖パウロが「眠りについている者、起きよ。死者の中から立ち上がれ」（「エフェソの信徒への手紙」第五章第一四節、『聖書』新共同訳、日本聖書協会）と語ったように。今こそあなたのＳＡを発見し、それを人間関係や生活の各場面で使う時だ。

第2章
あなたは「他者指向」？　それとも「自己指向」？

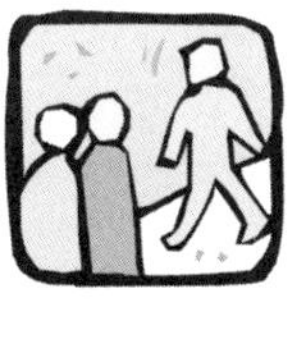

ある会社の取締役会でのこと。私が会議の始まるのをじっと待っているところへ、別の役員がひとり入ってきた。彼はほかの面々に愛想よくあいさつして自分の席につくと、「ここではコーヒーは飲めないのかな？」と言った。ひとりの女性がすかさず立ちあがり、ミルクと砂糖を入れるかどうかたずねてから、コーヒーを運んできた。

この男性は遠回しにコーヒーを要求したわけで、このとき彼の関心は自分のほうに向いていた。「自己指向」になっていたのだ。

一方、コーヒーをいれた女性のほうは「他者指向」である。彼女の関心は自分以外の人に向いていた。人の注意や関心は、つねに外界と自分の内面とを行ったり来たりしている。それと同時に、人は遺伝的にどちらかの指向を強くもっている。注意を外に向けやすいか、自己の内面に向けやすいかのどちらかなのだ。この傾向は幼いころから認められ、驚くほどの持続性があって、生涯ほとんど変わることはない。

一〇〇パーセント他者指向、あるいは一〇〇パーセント自己指向という人はいないが、他者指向型の人と自己指向型の人の思考、感情、行動には明らかに違いがある。SA＝気づきの力を高めていく過程で、自分が他者指向型か自己指向型かがわかってくる。そしてそれぞれの違いを知ることで、なぜ、どのようにして人間関係で問題が生じてくるかが理解できるようになり、さらにはそうした問題を避けるためには思考や行動をどう変えればいいかがわかってくるはずだ。

他者指向か自己指向かで、あなたの行動が左右される

次の三人の例は、注意の向け方とその結果としての行動が三者三様にまったく異なる人たちの話である。あなたもこの中のだれかと、いくつもの共通点があるのではないだろうか。

●マギーの場合

マギーは三六歳。二人の子供をもつコンピューターの専門家だ。彼女は朝起きると、まず子供たちのスケジュールを考える。息子のピートが五時半にサッカーの試合があるとなれば、早めに帰宅するためにどう仕事をやりくりすればいいか頭の中で整理する。

ラジオで気温が下がると言っていれば、娘に上着を持って行きなさいと声をかける。そして寒さでバラの花が落ちてしまう前に、庭に出て少しつんでおく。バラが大好きな受付のシャーリーにあげるためだ。

コーヒーをわかしながら、マギーは母に、孫の試合のことを忘れないでねと電話をいれる。猫の水をかえて、エサ入れにエサを足し、わいたコーヒーをカップに注ぐ。それからピートに、急ぎなさい、サッカーシューズを忘れないでと声をかける。

会社につくと、シャーリーにバラをプレゼントし、ブラウスがすてきねと声をかける。前夜わざわざ切りぬいておいた記事を同僚にわたしてから自分のパソコンに向かい、ほとんど休みもとらずに仕事をこなす。

技術上の問題がもちあがると、マギーが責任をもって対処する。課の中にさえない顔の者を見つけた時は、気分転換になりそうなちょっとした物を持って行き、アドバイスを与える。よけいなおせっかいになることもあるが、あくまで善意から出たことだ。

周囲にいつも気をくばっているため、マギーは人のあらためるべき点にも気がつきやすい。ついつい批判するような言い方になってしまうことを自覚しているので、否定的な言葉はつつしんでいるが、ときには口に出してしまうこともある。

マギーは人の世話をやくのが自分の仕事だと思っている。ことわるのが苦手で何もかも自分でしょいこんでしまうため、疲れやストレスがたまり、洗面所で泣くこともある。

●ビルの場合

ビルは四七歳。結婚して一〇代の子供が二人いる弁護士だ。彼は目ざまし時計が鳴ったとたんにベッドから出る。大急ぎでトレーニングウェアに着がえ、かるく準備体操をすると、外へとびだして行く。ジョギングを終えてもどるころには家族も起きている。ちょうどシャワーを浴びようとしている妻に、上目づかいに笑いかけ「ねえ、ぼくが先に浴びちゃだめかな?」と言う。

シャワーのあとは自分でシリアルを用意し、息子に調子はどうだいとたずねる。でも新聞を読んでいるから、息子の話には上の空だ。朝食を終えたビルはさっと立ちあがってブリーフケースをひっつかみ、冗談まじりに「だれもキスしてくれないのかな?」と言う。家族のキスをうけて彼は出かける。

オフィスに着いたビルは、次から次へとクライアントに会う。スケジュールの入れすぎで相手を待たせることも多い。ほかのことに忙しくて、約束を忘れてしまうこともよくある。頭の中で考えていたことを途中からいきなり話し始め、聞き手のほうは、ビルが何の話をしているのか必死で考えなければならないこともある。オフィスの人たちは、ビルは頭がきれ、愉快でエネルギッシュなやり手だと思っている。しかし、週に一度はだれかがビルに腹を立てている。**そしてビルにはその理由がわからない**。

このあいだビルから私に電話があった(彼と私とは二、三週間に一回ぐらい話す)。私が電話に出ると、彼は「一時間も前から何回もかけてるんですよ。どこに行ってたんですか?」と言う。私はやれやれと頭をふって苦笑した。私はビルが大好きだ。何年も友だちづきあいをしている。でも彼が、世界は自分を中心に回っていると言わんばかりにふるまっていることはたしかだ。

●アルの場合

アルは既婚で三人の子供をもち、保険会社で損害の査定をしている男性。出勤のしたくを整えながら、前夜のニュースを伝えるテレビを見ているアルは、何を言われてもほとんど上の空だ。妻に息子のサッカーの試合に行けるかときかれ、さあ、どうかなと答えてそれっきりにしてしまう。

娘がかけこんできて、スイミングスクールに迎えにきてくれるかとたずねれば、「たぶんね」と答える。

娘はしつこく「パパ、どっちかはっきりして。あたしだって予定をたてなきゃならないんだから」と言う。アルは「行けると思うよ」と答える。

アルはコーヒーをつぎながら「だれかミルクを見なかったかい?」とたずねる。妻が「テーブルの上にあるじゃない」と言う。

無言で朝食をとるアルは、妻がスケジュールを確認するのを適当に聞きながしている。妻が行ってらっしゃいのキスをしようと身をかがめれば、ほほを差しだしてキスをうける。「ねえ、この新しいワンピースどうかしら?」と言われて、はじめてそれに気づいた彼は「いいね」と言う。

アルは仕事には熱心だ。同僚にはいいやつだと思われている。でも自分のことはあまり話さないから、だれもアルのことを深くは知らない。仕事に関係した会議の自由討論でも、発言することはめったにない。怒ることもない。人を批判したり、いやみを言ったりもしない。失礼なこともしない。ひたすら周囲の流れに身をまかせている。

アルと個人的なつきあいのある人たちも彼を好いている。しかしここでも、アルについてよく知っている人は一人もいない。何しろ自分のことは話さないのだ。ほかの人についてたずねることもない。

以上三つの例で、マギーの注意と行動はおもに他者に向けられている。彼女は他者指向型だ。ビルの行動からは、彼の関心がおもに自分に向いていることがわかる。彼は自己指向型だ。アルの行動はビルの行動とはずいぶん違うが、彼も自己指向型である。

「他者指向型」と「自己指向型」の違い

他者指向型と自己指向型の違いについて、社会学者たちは次のような興味深い報告をしている。どちらにも一長一短があるのだ。

・他者指向型の人は与えることに愛を感じ、自己指向型の人は与えられることに愛を感じる。
・他者指向型の人は他者の意見をとても気にするが、自己指向型の人は他者の考えをあまり気にしない。
・他者指向型の人はアドバイスし、教え、相手の間違いを正し、分析し、いつも他者を変えようとする。自己指向型の人は他者を変えたいとも思わないし、変える必要も感じていない。
・他者指向型の人はたびたび自分を見失う。自己指向型の人は自分をしっかりもっている。
・他者指向型の人は他者にエネルギーを与え、自己指向型の人は他者からエネルギーを吸いとる。
・他者指向型の人はボディランゲージを読みとるのがうまい。自己指向型の人は非言語的コミュニケーションに気づかない傾向がある。
・他者指向型の人は他者と連帯したがり、持ちつ持たれつの関係を築こうとする。自己指向型の人は何よりもまず独立独歩を重視する。
・他者指向型の人は他者を追いかけまわす。自己指向型の人は自分を追いかけさせる。
・他者指向型の人は彼女が人に何かしてやることで自分のパワーを感じ、自己指向型の人は彼のために人に何かをさせることで自分のパワーを感じる。

私が他者指向型の人に「彼女」、自己指向型の人に「彼」という代名詞を使ったことに注目してほしい。一般に女性は自分より他者に目を向け、男性は自分に目を向ける人が多いのだ。とはいっても、他者指向型の男性もいれば、自己指向型の女性もいる。

　また、人はだれでも他者と自己の両方に目を向けているということも覚えておいてほしい。ただ、生まれつきどちらか一方の傾向が強いのだ。

　この違いは、右利きと左利きの違いのようなものだと思ってもいい。右利きの人も左手を使うが、右手ほどには使わない。左利きの人も右手を使うが、左手ほどには使わないだろう。

　他者指向型の人は社交的で口数が多く、自己指向型の人は内気で物静かだと思うかもしれない。しかしこれは、あたっていることも、そうでないこともある。他者指向型でとても内気な人もいるだろうし、自己指向型で話好きの人もいるだろう。他者指向型でもおとなしい人はいるし、自己指向型で元気いっぱいの人もいる。他者指向型ながら利己的であまり情の深くない人、自己指向型でも利他的で情愛深い人もいるはずだ。他者指向、自己指向ということを外向的、内向的ということと混同してはいけない。


　男女の行動の傾向にみられる興味深い違いも、他者指向型と自己指向型の違いということで説明がつく。たとえば、一般に女性は相手に喜ばれる贈り物をするのが上手なのに対し、男性は的《まと》はずれな物を贈ってしまうことがよくある。これは、他者指向型の女性のほうが贈る相手の気持ちになって考えるのに、自己指向型の男性は相手が何を喜ぶかを考えないからだ。

　社交上のつきあいで何か予定をたてる時も、他者指向の妻は計画を決める前に夫のつごうを確認する。それが思いやりであり、妻たる者のつとめだと思っているからだ。自己指向の夫は独断で計画をたててしまう。彼は人にしばられることを嫌い、事前に相談するなんてことは一心同体を強いられているようで嫌なのだ。

男女のあいだでは、女性は男性を精神的に励まし、もり立てる役割を引き受けようとする傾向がみられる。**ずっといっしょにいて、語り合いたい**と思っている。自己指向型の男性にとっては、**そんなことで時間をとられるのは生活の侵害**だ。こうして、女性はいつも男性を追いかけ、男性はいつも逃げまわるという構図ができあがる。

遺伝と文化の影響

人が他者指向型か自己指向型かには、生物学的な根拠がある。人はどちらかの素質をもって生まれてくるのだ。その後いろいろな要素が加わることで、どの程度の他者指向あるいは自己指向になるのかが決まってくる。たとえば両親の期待、育ち方、背景となる文化などがその決定要素である。

もしあなたが女性なら、両親はあなたが肉体的にも精神的にも兄弟姉妹の面倒をみることを期待していたはずだ。その結果、あなたは人に気をくばる能力に磨きをかけることになる。あなたが男性なら、両親はそんな期待をほとんどもっていなかったはずだ。当然あなたには他者指向の性向は育たず、自分の人生で求めるものを追求する能力のほうが発達するだろう。

私たちをとりまく文化もその傾向をおしすすめる。私たちの社会は女の子より男の子に期待をかけがちなので（その差は二、三倍にもなるという研究報告もある）、男性は注目されることを当然と思うようになるのだ。なにしろ子供のころからずっとそうなのだから。女の子のほうは、男の子が注目されるのを見て育つから、自然と、他者に向けて細やかな気くばりをする側にまわるようになる。

しかし予想外の出来事がこの傾向を修正することもある。たとえば自己指向型の男性でも失業すると他者に目が向くようになり、職さがしに苦労したり、経済的な苦境にある人たちに共感をいだくようになるだろう。大病をわずらった自己指向型の男性は、それまでより家族を気にかけるようになるはずだ。反対に他者指向型の女性でも、職場で何か問題をかかえていたり、病気になったりすれば、前より自分のことを考えるようになるかもしれない。

何らかの危機に出会うと、人は自分の性向を修正し、自己指向から他者指向へ、他者指向から自己指向へと少し方向を変えるのだ。それはたぶん、それまでの考え方や行動パターンが役にたたなかったような気がするからだろう。

多くの女性が、二〇代、三〇代のころは人のことを考えすぎていた、人の心配をしすぎて自分をなおざりにしていた、と私に語っている。そういう女性たちは四〇代はじめから半ばになると、それまでより自分を、そして自分が人生で求めているものを大切にし始める。

これと反対に多くの男性は、はじめは極端に自己指向だったのが、四〇代はじめから半ばになると少し他者に目が向き始める。年をかさね経験を積むことで、たいていの人は自分の性向に修正をくわえるのだ。そうはいっても、その人の本質はなかなか変わらない。それについては、私自身が数年前に心をゆさぶられた、ある経験が証明している。

私の友人ベティは、がんで余命いくばくもなかった。水曜日の夕方、私はどうしても彼女に会いたくなった。寝室にはいっていくと、彼女は「ドリス、私もうすぐ死ぬの」と言った。

私は「知ってるわ、ベティ。何かしてほしいことはある?」と言った。

彼女は私を見つめて言った。「この寝室とバスルームをきれいにしてくれない? おかしな頼みだと思うでしょうけど、お願い」

「わかったわ」私はせっせと化粧だんすのほこりをふきとり、衣類をたたみ、雑誌や書類を整頓した。バスルームへ行って流しと鏡をきれいに磨き、ごみ箱をからにした。

ベティの寝室にもどった私は、ほかにすることはないかときいた。そのときは彼女の娘も部屋にきていた。ベティは娘に『マダム・バタフライ』のレコードをかけてほしいと頼んだ。私たち三人はだまって腰をおろし、じっとアリアを聞いていた。ベティは私たちを見てにっこりし、「いい気分になったわ」と言った。

数時間後、彼女は息をひきとった。

ベティはまず、自分の外の世界をきちんと整えたかったのだ。それができてからやっと、遅まきながら自分の望みに目を向けたのだ。

「バランスのとれた自己」をめざす

自己指向　・・・・・・・・・・　バランスのとれた自己　・・・・・・・・・・　他者指向

鉛筆をもって、右の点線上のどのあたりに自分がいるか、しるしをつけてほしい。まん中、つまり「バランスのとれた自己」から離れれば離れるほど、あなたの生活に気づきと調和が少ないということになる。気づきの力＝ＳＡを使っていくことで、あなたはバランス、調和、望ましい姿へと向かうのである。

●極端な他者指向

多くの人、とくに女性は、他者指向はいいこと、望ましいこと、ほめられるべきことだと考えている。たしかにだれもがおたがいに気をくばり、寛容で献身的で人の望みにこたえようとするなら、世界はもっとよくなるはずだ。しかし他者指向型の人は時として行きすぎてしまい、自分を犠牲にしてまで人につくしすぎてしまう。その結果、利用されたとか、好き勝手にされたとか、感謝されていないという思いが生じることになる。また、人につくしすぎると、ときにはその献身が相手にとって息苦しく、ありがた迷惑になることもある。

私のセラピーに通ってくる人で、息子につくしすぎる女性がいる。息子の学校生活や友だちづきあいが順調なら彼女も満足だ。息子がテストで悪い点をとったり、先生と衝突したり、ほかの子にばかにされたりすると、彼女は息子の肩をもって何らかの手をうつ。そして息子の苦痛をやわらげようとして、やりすぎてしまうのだ。先生に電話して息子をよろしくと頼みこむ。息子を映画に連れて行ったり、友だちをよんでお泊まり会をしたり、CDショップへ連れて行って二、三枚買ってやったり、いっしょに図書館へ行って宿題を手伝ったりする。息子のほうは、問題が起きた時、がっかりした時にどうしたらいいか、自分で責任をとるにはどうしたらいいかを学ばないままだ。将来必要になる能力を身につけることができない。この女性の幸せは、息子の幸せにもたれかかりすぎている。

次の話は、他者指向すぎる人がおちいる落とし穴を教えてくれる。

一匹のサルが木にのぼって、下を流れる川を見ていました。そのサルは突然木から飛びおり、水の中にいた一匹のサケをつかみ、高い木の枝に置きました。
仲間のサルがそれを見て言いました。「いったい何をしてるんだい？」
「こいつがおぼれないように、助けてやったのさ」とそのサルは上機嫌で答えました。
（アンソニ・デ・メロ『子鳥の歌』〈邦訳、サンマーク出版〉より）

わが身をふりかえって苦笑いしているようなら、もっと自分に目を向けることから始めよう。SAの力を高めたいなら、それを避けてとおることはできない。私は他者指向型の人すべてに、毎日三〇分でいいから自分のために時間をとっておきなさいと言いたい。なにしろこのタイプの人は、自分のために時間を使うことがほとんどないのだ。最終的には、たとえ小さな子供がいたとしても、一日一時間、週末には五、六時間、自分の時間をもつことをめざしてほしい。

それと同時に、今までずっとやりたいと思ってきたことを考えてみよう。一ヵ月のあいだ家を離れて一人になり、本を書くことに専念したい？　絵を習う？　もう一度ピアノの練習を始める？　もしあなたの子供か配偶者がそんな望みをもっていたら、あなたはきっと励まし、実現のために助力をおしまないはずだ。そのエネルギーを自分自身に向けてはどうだろう。

SA、つまり気づきの力を高めるには、自分の時間と自分に対する気くばりが必要なのだ。

●極端な自己指向

もしあなたが極端に自己指向型の人間なら、気づきを高めるためにはもっと外に目を向け、人の気持ちを考えられるようになる必要がある。

私がこのテーマで講演した数日後、ある会社の社長から電話があった。彼は自己紹介してから「自分という人間がよくわかったよ。私はあなたの言う、いつも断固として自分の好きなようにやるタイプのようだ。どうしたらいい？」

私は笑いそうになりながら言った。「二つ宿題を出しましょう。簡単にできる人もいるけど、手こずる人もいますよ。あなたにはむずかしいと思いますが」

「なに、できると思うよ」

「いいでしょう。それではまず、何かしようと決める時は、その決断がほかの人に与える影響を必ず考えてみてください。人に悪い影響を与えるようなら、計画を変えること。これを実行すれば、あなたは気くばりのできる人になれます。

次に、約束は必ず守ってください。月曜日にだれかに電話すると約束したら絶対するんです。六時までに帰ると約束したら、六時までに帰る。言い訳はなしです」

彼からは二度と電話はなかった。私は時々、あの人は二つの宿題を実行できたのかしらと思う。

もしこの二つの宿題が与えられたら、あなたはできるだろうか？

三四ページに出てきたアルのような、もう一つのタイプの自己指向型――ひかえめで、自分のことだけをひっそりやり、自分のこと、自分の考えを人に話さない人は、気づきの力を高めるためにもっと他者指向になる必要がある。そうでないと、あなたの人生にかかわる方向づけ、計画、決断を、ほかのだれかにまかせてしまうことになる。また、あなた自身がだれかの人生の不可欠な一部となり、だれかをあなたの人生の一部にするというすばらしい経験をすることができない。

自己指向型でひかえめな性格のエドという男性が、私のセラピーにやってきた。妻に離婚を迫られているということだった。エドは無口で、感情を表に出したり妻に伝えたりすることはほとんどなかった。私は彼にグループセラピーにはいってもらい、人との交流を学ばせた。そのとき、彼に三つの目標を与えておいた。(一)毎週、自分のことを何か話す。(二)自分から会話を始め、相手の生活について何かたずねる。(三)一日に三回、何か理由を見つけて妻をほめる。そしてこれが実行できたかどうか、エドには一年間記録をつけてもらった。

セラピーを修了した夜、エドは言った。「あなたには感謝しています。妻も子供も、あなたに感謝しています」彼の嬉しそうな顔を私はけっして忘れないだろう。私は彼の背中をたたいてねぎらった。この感謝の言葉を聞けば、彼が前よりも自分のことがよく見えるようになったこと、わかちあい、与えることのできる、バランスのとれた人間になったことがわかる。エドはSAの力を使うことを学んだのだ。

自分にこう問いかけてほしい、**「私の考え方や行動は『私も大切、あなたも大切』という精神の上に立っているだろうか? 私と他者とのかかわり方はバランスがとれているだろうか?」**

心を人にも自分にも向けられるようになったら、あなたのSAは高まり、それを働かせることができているのだ。

第3章 愛し方を知らない人たち

ディックは妻に離婚したいと言われて私のところへやってきた。一回目のセラピーの時、彼は精神的にかなりまいっていた。

最初にいくつか質問をするなかで私は、なぜ奥さんが離婚したがっているのかわかりますか、とたずねた。彼はよくわからないと言う。そこで、彼女はいつもどんなことで文句を言うのかときいてみた。妻は、ディックが何でも自分勝手に決めてしまうと思っているのだそうだ。

「本当にそうなんですか?」

「いつもってわけじゃありません」

彼が子供のころは、父親が一家の決定権をにぎっていた。自分もそのやり方を多少受けついでいるかもしれない、とディックは語った。

私は、自分が強引にことを運んだ具体的なケースが何かあるかときいた。彼は、妻が祖母の遺産を使って家を増築したいと言った時、だめだと言ったことを思い出した。さらに、妻は一時期もう一度大学にもどって学位をとりたいという希望をもっていたが、自分が反対したために実現しなかった。今にして思えば、彼女の希望をかなえてやらなかったことを後悔していると言う。

「後悔していると奥さんに言いましたか?」

「いいえ。その話は二度ともちだしませんでした。寝た子は起こさない主義なんです」

「寝ていないこともありますよ」私が言うとディックは苦笑してそれを認めた。

ほかに妻がどんな不満をもらしているのかときくと、彼が怒りっぽいことだと言う。

「そうなんですか?」

「そういう時もあります」

「怒って奥さんをなぐったりしますか?」ときくと、これは心外だと言わんばかりに「とんでもない。さわりもしません」と言う。

「ののしったり、こわい顔でにらんだりは?」

「たまにあります」

あなたはよくふくれっつらをするのではないか、ときいてみると、彼は私の顔をじっと見て「どうしてわかったんですか?」と言う。**何でも自分で決めたがる人は我を通すためにいろいろなふるまいをするものなのだ**、と私は説明した。

「妻は皮肉屋で、文句ばかり言うんですよ」

「あら、それじゃ奥さんといっしょにいたくはないでしょう?」この言葉を聞いてディックが考えをめぐらせ始めたのを、私は見てとった。

「どれくらいの間ふくれっつらをしているんですか。二、三日ぐらい?」

「しばらくは口もきかないですね」

私は手をゆるめなかった。「しばらくと言うと?」彼はやられたという顔をしてにやっと笑った。「二、三日、そう、一週間のこともあるかな」

私は、彼の妻が離婚を言い立てている原因として、ほかに何か思いあたることはないかときいてみた。

「ゴルフですかね。私よりゴルフが好きなのねとよく言われます」

「本当に奥さんよりゴルフが好きなの?」

彼は笑って否定した。

「ゴルフ場にはよく行くんですか?」

彼はにやっとして言った。「暇さえあれば行ってます。ゴルフが大好きなんですよ」

さらに、妻の誕生日を忘れたことも彼女を怒らせたかもしれない、と言う。妻は彼のためにびっくりパーティーをひらいてくれたのに、彼のほうは忘れてしまったのだ。「でも、本当にうっかり忘れただけなんですよ」

その埋めあわせに何かしたかときいてみた。彼女に謝って花屋から花を送ったが、妻はその場で捨ててしまったのだそうだ。

私はさらに追求した。「まだほかに、奥さんが文句を言っていることがありますか?」

「私が彼女を愛していないと、いつも言うんです」

「ご自分が本当に彼女を愛していたら、どんなふうにふるまうはずだと思います?」

「もっと話を聞いてやるでしょうね。彼女の好きなことをもっと一緒にしてやったり。愛していると言ったり。それが大事なんだな。私はね、別にいやなやつじゃないんですよ。ただそういうことに気がまわらないだけで」

「だったら、どうして気をまわさないんですか？　きっと奥さんはあなたに何度も愛していると言っているんでしょう？」

「**そう。妻は何回も言っています**」

ディックと妻にとって不幸だったのは、彼が愛し方を知らないことだ。愛の意味を知っていたら、妻の言葉に耳をかたむけていたら、自分の行動をふりかえり、自分のしていることに気づいていたら、ディックはこうして私の前にすわってはいなかったはずなのだ。

愛って何だろう？

恋愛の経験が――ひょっとすると何回も――あるから、愛の意味はわかっているという人は多い。そういう人たちは、自分の自我と相手の自我が、まるで二つの流れが出会った時のように一つに混じり合うという体験をしている。相手に対し激しい肉体的魅力を感じ、狂おしい思いをいだく。ホルモンと体内化学物質にほんろうされる。相手を理想化し、おたがいの話に耳をかたむけ、支えあい、二人だけの世界をつくる。これが恋愛だ。

そんな二人が我にかえり冷静さをとりもどした時、相手の内面をより深く見つめた時、二人ともが、やっぱりこの人だと決断することがある。そのとき、恋愛以上の何かが始まるのだ。それぞれが愛の深まりを感じ、ともに生きようと決心するのだ。

場合によっては、相手をより深く見つめた結果、二人の一方なり両方なりの気が変わり、「もう恋は終わったの」と宣言することもある。

自分は全身で、魂の奥底で愛を感じているから、愛の意味を知っているという人もいる。夫や妻、子供、両親、親友のことを考えると、無性にいとしい気持ちがこみあげてくる。自分と相手は一体だと感じる一瞬がある。愛にはこういう〝感じ〟がともなうのだ。

愛はまた、〝行ない〟でもある。優しいことを、無私の奉仕を、寛大な行為をすること。このような行為はあなたのSAの力を高める。

愛とは、積極的な行為だと考えてほしい。力強い、優しい、気づきのある、注意深い、そして思慮深い行為だと。愛とは、大切な相手に何かをしてあげることだと思ってほしい。愛とは耳をかたむけること、忘れずにいること、与えること、受けとること、尊重すること、面と向かうこと、教えること、遊ぶこと、許すことだ。

SAを働かせていくと、あなたはどれかの面では――たとえば与えるという面では――自分の愛がとても大きいことに気づくだろう。しかし別の面では――たとえば耳をかたむけるという面では――愛が少し足りないことに気づくだろう。興味深いことに、SA＝気づきの力を働かせていくと人はより愛情深くなっていく。愛していれば、人はものごとを決めつけたり、相手を批判したり、コントロールしようとしたり、いつまでもこだわっていたり、嫉妬したりということが少なくなるからだ。そしてSAは、人が愛することでさらに高まっていくのである。

愛とは耳をかたむけること

愛し方を知っているあなたなら、人の話に耳をかたむけるはずだ。

愛するだれかが話している時、人は言葉を聞くだけではなく、その人自身に対して耳をかたむけている。何か新しいものを発見しようとして聞いている。自分の思考や感情を離れ、相手の思考や感情を理解しようとする。せっかちな判断や解決や分析やお説教をしようとしない。顔、目、口など全身を使って聞く。相手が口ごもっても言葉をはさんだりせず、自分が話すチャンスをうかがったりもしない。相手の話に集中する。話題にそった適切な質問をする。「そう、それで?」と言ったり、うなずいたり、ほほえんだり、声をあげて笑ったり、相手の身になろうとしたりする。ぼんやりしたり、頭の中で今日の予定をチェックしたり、心を夏のバカンスにさまよわせたりしない。話し手と歩調をともにする。あなたは耳をかたむける。

私の夫は会社を経営している。そして時々、困っていることを私にうちあける。そんなとき私はすぐに、こうしたらとアドバイスしたくなる。でもそうはしないで、まず夫にきくことにしている。「私の意見が聞きたい? それとも話を聞くだけでいい?」すると夫はたいていの場合「聞いてほしい」と言う。私は「意地っぱりね」と思うが、夫の立場を尊重して彼の望むようにする。つまり耳をかたむける。

ある女性が長男といっしょに食事した時のことを夫に話していて、あの子もずいぶん大人になったものだと言いかけた。夫は妻の話をさえぎって、「日焼けどめクリームをつけるように言ってやったか?」といきなりきいた。「日焼けどめですって? **なんの話?**」

夫は皮膚がんについてのテレビ番組を見たらしい。屋外で活動する人は日焼けどめクリームをつけるべきだと言う。そう、夫は妻の話を聞いていなかったのだ。

私たちが耳をかたむけるという技術を失ってしまったのは、行くところ、すること、会うべき人が多すぎるからかもしれない。だれかが人の話をさえぎらずにじっと耳をかたむけているのを見ると、私はいつも嬉しくなる。人間関係に不満を感じているようなら、相手の話をよく聞き、理解しようとしてみることだ。関係はきっと改善される。あなたが耳をかたむけるということは、相手に自尊心という贈り物をすることだ。その人が大切な人間であり、愛されているということを伝えてあげているのだ。

愛とは忘れずにいること

愛し方を知っていれば、あなたは相手に関わることを忘れないでいるはずだ。

友人が就職の面接を受けたり、会議で重要な発表をしたりすることになっていたら、あなたはそのことをけっして忘れず、うまくいったかどうかたずねるだろう。忘れずにいることで「あなたの人生で今起きていることは、私にとっても大切だ」というメッセージを伝えているのだ。

子供がうけている授業や先生のことや友だちの名前を覚えていることで、あなたは子供を愛していることを実証できる。記憶力に自信がなければメモをしておいて、時々、復習すればいい。

友人の好きな色、好きな花、好きな食べ物、好きな本の種類を覚えておこう。友人からEメールがきたら返事を送る。友人の好きな本が映画化されたらそれを話題にとりあげる。友人が何かの計画を達成したり、契約をかちとったり、大きな取引を成功させたりしたら、祝ってあげよう。

ある男性が妻の誕生日を忘れたとする。妻はがっかりする。夫が忘れたのは愛がないからだと思う。妻はこう言うだろう、「あたしを愛してないんだ。愛していれば覚えてるはずだもの」。たしかに誕生日や結婚記念日を忘れたからといって、それはとりかえしのつかない問題ではない。しかしそれは夫の愛が十分ではないというしるしになる。夫は覚えているべきなのだ——愛するために。

「どうも忘れっぽくて。それに誕生日や特別な行事なんて自分にとってはそれほど意味がないし」という男性たちがいる。私は彼らに言う。「それはご自分の誕生日を人に忘れられたことがないからですよ。だからあなたには奥さんの気持ちがわからないんです」そして「あなたはフットボールの試合を見に行くのを忘れたことがありますか」ときくと、夫たちは「**それは別の問題だ**」と言う。一方は重要で一方は重要でないということだろうか。それなら、本当に重要なのはどっちだろう？

記憶力が悪いから、あるいは自分はロマンティックな人間ではないから、そんなことは覚えていられないと言う人もいる。記憶力が悪いならカレンダーにしるしをつけることだ。ロマンティックな人間でないというなら、それはそれでいい。でもとにかく忘れずにいること。あなたは今、もっと愛情深い人間になる方法を見つけようとしているのだから。特別な日に〝その人〟のことを思い出すというのは、愛するための、ＳＡの力を高めるためのよい方法なのだ。

「ありがとう」を言うのも、忘れずにいるための、愛するためのもう一つの方法だ。たとえばこんな具合に。

「マーサ、あなたがくれたピン、すごく気に入ったわ。いつも付けてるのよ」

「メアリー・ジェーン、ジャック、すてきな夕食をありがとう」

「父さん、母さん、うちの子供たちにこんなに気をつかってくれてありがとう」

ありがとうを自然に口にできる人たちがいる。自分の反応パターンに組みこまれているわけだ。そういう言葉をなかなか口に出せない人もいる。しかし、感謝の言葉を口にするたびに、相手のしてくれたことを思い出すたびに、あなたは人に愛を与えていることになるのだ。

今すぐ、自分のまわりの人々の姿を思い浮かべてみよう。だれにありがとうと言いたいだろうか？

私がキャンディをなめながら、友人のマイカリーンとしゃべっていた時のこと。突然彼女は私をじっと見て「ドリス、あなた声が出せる？」ときいた。私は首をふった。彼女はうしろから両手を私のからだにまわし、力いっぱい胸を押し上げた。私ののどにつまっていたキャンディがとびだしてきた。

その週末、私は買い物に出かけてマイカリーンのために二〇個ほどの金の星がついたネックレスを買った。いくつかの銀の星とラインストーンをはめこんだ星もついていた。ちょっとキラキラしすぎてはいるが、彼女はしょっちゅう身につけていてくれる。彼女がそれをつけているのを見るたびに、私は命を助けてもらったことを思い出す。彼女もそれをつけるたびにあの時のことを思い出すだろう。私たちは忘れないだろう。

今年私は新聞のコラムで母について書き、それが国じゅうの新聞に転載された。それを読んで自分の母親のことを思い出したという手紙がたくさんの読者からとどいた。私のコラムはこんな内容だった。

お母さん、誕生日おめでとう！

カレンダーを見ていて、あなたの誕生日が、ちょうど私のコラムが新聞にのる日だと気づきました。だから今日はあなたのことを書こうと思います。椅子にゆったりすわって読んでください。あなたがどんなにすてきな人かという話をするつもりです。気に入ってくれるといいんだけど。

お母さん、私にとって最初のあなたの思い出は、あなたが凍りついた玄関の階段で足をすべらせてころび、起きあがれなかった時のことです。私は三歳でした。あなたは私に、お隣りへ行ってだれか呼んできてと言いました。その小さな家にはあなたと私しかいませんでした。お父さんは戦争に行っていましたから。あの時の心配な気持ち、今も覚えています。

あなたが私をはじめて幼稚園に連れて行った日のことも覚えています。私は気分が悪くなってしまいました。歩くことのできない私を、あなたは四ブロックも抱いて帰ってくれました。本当に心配そうでした。

小学生のころ、私はいつもお昼を食べに家へ帰っていました。二人で食卓についてスープを食べたこと、覚えていますか？　ラジオで「今日のニュース」を聞いて、それから「ウェストヴァージニアの小さな鉱山町からやってきた少女は……」というナレーションで始まるドラマを聴いたものでした。お昼に帰ってあなたといっしょにいるのが、とても嬉しかったものです。

こんなことも覚えています。あなたは毎日四時ごろになると顔を洗ってお化粧をしていました。もうじきお父さんが帰ってくるからといって。あなたが口紅をつけるのを見て、私はひそかにあこがれていました。あなたはとてもきれいでした。今もきれいですよ、お母さん。

ある晩の私は、ちょっと悪い子でした。あなたはアイスクリーム屋のおじさんがきても私には買ってあげないと言いました。でも私は、あなたはきっと気が変わって買ってくれるものと思っていました。アイスクリーム売りの小さなトラックが来ると、あなたは出て行って私以外のみんなの分を買いましたよね。買ってもらえなくて私は本当に悲しい思いをしました。でもそのとき、私はちゃんといい子にしてなくちゃいけないということを学んだのです。勇気をもって私にしつけをしてくれて、ありがとう、お母さん。

あなたがスイミングスクールに送ってくれた日々のこと、帰りに二人で飲んだ麦芽飲料《モルト》のこと、私は全部覚えています。あの飲み物にいったいどれくらい脂肪分があったか知っていますか、お母さん？　でも、とってもおいしかったですね。

あなたがつくってくれたいろいろな料理を覚えていますか？　マッシュポテトとアップルソースと豆をつけあわせたポークチョップ。フライドチキンにマッシュポテト、すきとおったグレイヴィーソース、ほうれん草、ビートにサラダ。デザートにはパイ。お父さんにレバーを料理する時には、どうしてもレバーが食べられない私たち女の子にはベーコンを用意してくれました。

私が料理の本と首っ引きで、夏休みに毎日料理したのを覚えてますか？　あなたは私がつくったものを一つ残らず食べてくれましたよね。はじめてつくったチェリーパイ、パイ皮が手でちぎらないと食べられないほど固かったあのパイまでも。あなたは私の仲よしでした。

私が息子のジョンを産んだ時のことを覚えていますか？　ジョンがどうしても寝てくれない時、あなたが抱いてあやすとスヤスヤ寝入ったものでした。あの時私は、経験がものをいうのだと学びました。

何年も前、私が新聞にコラムを書き始めた時のことを、私はよく覚えています。娘のアンナ・メアリーはまだ赤ん坊でした。私が書くことに行きづまっていると、あなたが来てあの子と遊んだり、散歩に連れだしてくれたものでした。そのおかげで私は考えをまとめることができたのです。

ジョンとポールのお守りをしてくれたこともよく覚えています。二人を水泳や釣りに連れて行ってくれたことも。クリスマスのためにお金を貯めて、みんなにすてきなプレゼントをくれたことも。

お母さん、あなたは私に、とても数えきれないほどのものを与えてくれました。「ありがとう」と「ごめんなさい」と「どうぞ」を言うことを教えてくれました。抱きしめること、「愛してる」とためらわずに言うことを教えてくれました。働くことをいとわない心を与えてくれました。神を信じることを教え、敬虔《けいけん》な心を育て、祈ることを教えてくれました。新しいことに挑戦する勇気と冒険心を与えてくれました。料理すること、食べること、そして家族団らんの喜びを教えてくれました。人の面倒をみること、責任感のある人間になることを教えてくれました。ほほえみ、笑い、人生を楽しんで一日一日を価値あるものにしなさいと教えてくれました。あなたは優しいおばあちゃんで、すばらしい妻です。とても大切な人です。そして、私のお母さんです。愛しています！

あなたは人生のどんな時のことを覚えているだろうか？　自分が忘れずにいるということを相手に伝えているだろうか？　今日、だれかのことを思い出しただろうか？

愛とは与えること

メアリーは一年近く夫と別居していて、離婚の調停中だった。夫は長いあいだ彼女を言葉で虐待し、しかも浮気していたのだ。二週間以内に離婚が成立するという時、夫から電話があった。彼は白血病と診断され、余命は一年もないという。

メアリーは夫を自分の家にひきとって、亡くなるまでの五ヵ月間ずっと看病した。そのあいだも夫はあいかわらず彼女をののしり、感謝する様子も見せなかった。

どうしてそんな嫌なやつに我慢しているのかと友人たちにきかれた時、メアリーは答えた。「愛するためには、愛される必要はないの。私は子供たちと私自身と、助けを必要としている彼のためにこうしているのよ」。メアリーは与えること、愛することを知る人なのだ。

ピーターは二七歳。前立腺がんの末期状態にあった。彼はある会社で二年間アシスタント・バイヤーの仕事をしてきたが、手術と治療のために三週間会社を休んでいた。彼が仕事に復帰した日、社長はピーターと膝をつきあわせて、「必要なことは何でも言っていいんだよ。何があっても給料は全額払うから。君はよくなることだけ考えてくれ」と言った。

ピーターはがんばって会社に出た。一日に二、三時間しか働けない日もあった。職場のだれもが協力して彼の仕事の穴をうめた。ピーターは亡くなるその日まで自分の給料を受けとっていた。ピーターの会社の社長も同僚たちも、与えること、愛することを知る人たちだった。

精神療法家のデイヴィッド・レイノルズは、人が生きていく上での道しるべとなるたくさんの格言をあげている。私のお気に入りは、「**お別れの手をふる日まで、与えて与えて与え続けなさい**」だ。

人間関係においては、関係が崩壊するずっと前からおたがいの気持ちが離れてしまっていることがある。双方が最後まで与え続けていれば、人間関係の崩壊はないはずだ。また万一別れがやってきても、おたがいの後悔の念はずっと軽くなるだろう。

ある年のクリスマス、私は母に「サンタさんに何をもらいたい?」ときいた。母はためらうことなく「自転車」と答えた。勢いこんで「どんな自転車がいいの?」ときくと、エクササイズ用の自転車だという。

「あらまあ、がっかり」私は心の中で思っていた。実際にこいで走ることのできる本当の自転車をあげたかったのだ。母は子供のころ自転車をもっていなかったと言っていた。私と二人で自転車を走らせて買い物に行くのもいいんじゃない？　と言ってみたが、母の返事はノーだった。どこへも動いて行かない、ただこぐだけの自転車がいいの。

結局、私は母がほしがるものを贈った。クリスマス当日、赤いドレスにハイヒールというスタイルで、どこへも行かない新品の自転車にまたがった母の写真は、いつ見てもほほえましい、私のお気に入りの一枚である。

あなたは自分があげたいものではなく、相手が欲しいものを贈っているだろうか？

結婚生活のカウンセリングをしていて私がいちばん驚くことの一つは、夫婦のあいだに優しい言葉のやりとりがないということだ。おたがいに与えるということをしていない。夫は妻に、今日はすてきだねとか、きれいな目をしているねとか、君のユーモアのセンスは最高だとか言わない。妻のほうも、あなたの髪や健康そうな肌の色や、とても頭のいいところが好きよなんてことは言いもしない。

ほめ言葉の大切さをカウンセリングで語る時、私は夫のほうに、その場で奥さんにほめ言葉を五つ言ってくださいと頼む。**夫にはそれができない。**口ごもったりつかえたりする夫に向かって、私は彼が長年いっしょに暮らしてきた女性の美点を思いつくヒントを与えるはめになる。

妻のほうは、夫のいい点を五つあげろと言われればすらすらと数えあげていく。**ところがそのほめ言葉の裏に、非難が隠れていたりする。**たとえば「やっと雨樋《あまどい》の修理をしてくれてありがとう」とか、

「短くなった今の髪型はすてきよ」とか言う。ほめ言葉にとげがあるのだ。こんな言い方ではSAの力は高まらない。とげのある言葉に愛はこもっていないのだ。

結婚して間もないある夫婦がセラピーにやってきた。夫は一五歳年上である。二人は家を買ったばかりで、夫は大金持ちなのに家の名義を妻との共有にするのを拒んでいた。どうしてですか、ときく私に、夫は「私の金で買ったんですよ。稼いだのは私だ。妻じゃない。家を共有名義にして離婚するようなことにでもなったら、家の半分は彼女のものになってしまうじゃありませんか」と答えた。

たしかに離婚はあり得ないことではないし、結婚前に合意をしておけば一方の財産は守られる。子供に残す遺産も安泰《あんたい》だ。しかしそれにしても、この男性はなぜ家の名義に妻をくわえて二人の家にしようとしないのだろう。妻が彼とベッドをわけあい、彼女の半分を自分に与え、ともに家を飾り、家を維持して、友人や子供たちが楽しい時をすごせるように整えることを望んでいるのに、家を妻とわかちあうのは嫌だという。妻は彼の会社やほかの財産がほしいと言っているわけではなく、ただ家の登記簿に自分の名前もくわえてほしいと言っているだけなのに。

もう一つの問題は、妻には自分の子がなく、子供をつくりたがっていることだった。夫は、自分にはもう子供がいると言いはっている。たしかに彼には四人の子がいる。妻は「私たち二人の子をつくろうと約束したわ」と言うのだが、夫の返事は「私は気が変わったんだ」のひとことなのだ。

この男性は与えることを知らないし、愛することを知らない。

ある友人は、八〇代なかばの母親が昔のことばかり話す、と私にこぼす。

「お母さん、その話はもう聞いたわ」と言っても「わかってるよ。でももう一回話したいの。だって楽しいんだもの」と言うのだそうだ。

私はこの母親を何年も前から知っている。一生与え続けてきた人だ。二人の子供を育てながら夫とレストランをきりもりしてきた。毎日、夫婦そろって朝の六時には起きて料理をしていた。娘の家を訪ねてくれれば、はりきって料理、掃除、アイロンかけをしたものだった。そして今、老いが彼女を圧倒してしまった。腰がまがり、ほとんど歩くこともできない。忘れっぽくもなった。今では、この人が与えられるのは昔話だけなのだ。

あなたが大人になっていて、年老いた親がくりかえす昔話にうんざりしているようなら、聞いてあげることで愛を示してほしいと思う。同じ話を何度も聞くのはたまらないというなら、あからさまにいらいらしたり迷惑がったりしないだけでもいい。

マザー・テレサについて、心理学者ジョーン・ボリセンコ博士はこう記している。

「私は、マザー・テレサが病気の子や死に瀕している子らに奉仕している様子をドキュメンタリーフィルムで見ましたが、無条件の愛がこれほど強力に発揮されている例を見たことはありませんでした。やがては死ぬ他はない病んだ子どもたちを、どうしてそう一所懸命に世話するのかと聞かれた彼女はただ、人は誰も生まれながらに愛を得る権利があるのです、と答えていました。私たちはまさしくそのために、この地上に生を享《う》けたのです。とりわけ感動的だったのはマザーが、栄養失調のためにひどい痙攣《けいれん》を起こし死にかかっている一人の子どもの面倒を見ている場面でした。子どもの痩せこけた顔と四肢は、苦痛と恐怖にゆがんでいました。マザーは微笑《ほほえ》み、恐怖にみちたその子の瞳に愛を注ぎこむかのようにやさしく見つめて、その手を静かに子どもの身体の上におきました。するとまもなく、子どもの手足はまるで奇跡が起きたかのようにゆったりと伸び、顔には安らぎと喜びの表情が浮かびました。それまで子どもの中で眠っていたナチュラルチャイルド〔無垢な子供〕が、彼女の愛によって目覚めたのです」

（『愛とゆるしの心理学』中塚啓子訳、日本教文社）

愛とは、通りがかりにあなたの子供の髪の毛をくしゃくしゃにすること。夫にコーヒーを一杯もっていってあげること。夫（妻）が寝ている時に、とびおきて幼い子供たちの面倒をみること。身内を夕食に招くこと。一一月の寒い朝に、オフィスの仲間にドーナツを買って行くこと。老人施設にはいっている人に面会に行くこと。食料品店の店員ににっこりすること。友だちの子供をあずかること。同僚の仕事をさっと手伝うこと。孫たちと一つのベッドで寄りそうこと。人を笑わせること。

愛とは同じ思いを共有すること。お金をわけあうこと。だれかの肩をポンとたたいたり、ほめたり、抱きしめたり、キスしたり、ほほえみかけたり、贈り物をしたり、カードを贈ったりすること。愛とは相談にのったり、なぐさめたり、相手の身になって考えたり、時間をさいてあげたりすることだ。

愛とは受けとること

愛とは受けとることだ。

私が新聞のコラムを書き始めて三年目、編集者が変わって私のコラムの打ちきりが決まった。それを知らされた日、私は泣き止むことができなかった。昼も夜も泣きじゃくり、涙は翌日までとまらなかった。私は夫と、仕事のパートナーのセラにだけその話をうちあけた。それまでこの二人にもそんな姿を見せたことはなかったが、二人とも私を抱いて泣かせてくれた。私はしゃくりあげながら「このことはだれにも言わないつもりよ」と言った。

知恵にみちた理性の母であるセラは、「ドリス、そんなことしたって、新聞にコラムが載らなくなればだれにだってわかるわよ。どうしてってきいてくるに決まってるわ。新聞社へ行って、何か方法はないか話してらっしゃい」と言った。

私はやっと泣きやみ、もう一〇〇回もかんだ鼻をまたかんで、このままにしておくものかと決心した。そして新聞社の編集長との面会の約束をとりつけた。

編集長は「コラムはどんどん入れ替わるものなんです。読者は新しいものにとびつきますから」と言う。

「でも、あのコラムはよく読まれています。学校新聞に転載されたり、会社の掲示板に張られたりもしています。読者の暮らしの役にたっているんです」

「あのコラムが好きだという読者の手紙があれば拝見させてください。それからもう一度考えてみましょう」

「わかりました」

というわけで、いろいろな人に手紙を書いてと頼むことになった。私はそのとき、自分が人に助けを求める方法をいかに知らないかを思い知らされた。私は与えることは知っていた。妻であり、三人の子の母だったのだから。それに私はセラピストだ。大学院生を対象にしたグループセラピーの講座をもっていたし、町や市に頼まれて講演をすることもあった。友人にアドバイスもしていた。しかし、何かを受けとる方法は知らなかったのだ。

それに続く二週間、私は羞恥心《しゅうちしん》とプライドと助けを求めることについて多くを学んだ。本当につらかった。手紙を書いてとみんなに頼んだ。ある友人は、私のコラムを救うために嘆願書《たんがんしょ》を出そうと動き始めた。それから間もなく、編集長が電話してきてこう言ったのだ。「いいでしょう。もう一度、コラムを書いてください」

人は、与えるか受けとるかどちらか一方だけが得意なものだ。他者指向の人はどちらかといえば与えるほうが、自己指向の人は受けとるほうが得意な傾向がある。さらに私たちの文化では女性は与え、男性は受けとるように教育されてきた。残念ながらこの悲しむべきかたよりが、多くの人間関係を破壊する元凶になってきたのだ。もっと受けとる必要がある人もいれば、もっと与える必要のある人もいる。この違いも長年のうちには大きくなったり小さくなったりするものだが、一方が受けとるばかりで、お返しに与えるということをほとんどしないとか、一方が与えるばかりで、ついには傷つけられ満たされない思いをいだくようになると問題が生じてくる。

あなたが受けとるのが苦手な人なら、自分に問いかけてみてほしい。「私は〝どんなふうに〟受けとらないのか」と。〝なぜ〟と問うより〝どんなふうに〟と問いかけるほうが自分をより深く見つめることができ、多くのことに気づけるものだ。問いの形を少し変えるだけで、あなたのSA＝気づきの力はすぐに働き始めるだろう。

ある女性に「あなたはどんなふうに受けとらないのですか？」とたずねたら、その人はこう答えた。

「そうですね。何かしなければならないことがあると、ほかの人がするまで待っていられないんですよ。自分でやってしまうの。夫なんかいつも、『君はいつも、ぼくが君のために何かしてあげるチャンスをくれないね』と言っています。彼の言う通りです。きっと私はもっと気長にかまえなくてはいけないんですね。夫のスケジュールとか、夫のリズムをもっとわかってあげないと。

それから……人が実際に何かしてくれても、それに気づいたり、ありがたいと思ったりしないことがあるみたいです。私はちょっと好みがうるさいんですよ。贈り物の種類とか、ものごとはこうあるべきだとかいうことに気むずかしいというか……。好みに合わないものをもらっても嬉しいと思えないんですね。まわりの人も私を喜ばせるのは大変だとなんとなくわかっているみたいで、私にくれるのをためらうんだと思います。

自分でとりしきることが好きだから、受けとることが下手なのかもしれませんね。ほかの人にしてもらったら、私がとりしきれなくなりますから。たとえばディナーパーティーをする時には、人にデザートを持ってきてほしくないと思ってしまうんです」

たった一回の短いセッションで、この女性はこれだけ多くのことに気づいた。彼女は今では、周囲の人たちが彼女に与えたがっていることに気づいている。今なら与えるばかりでなく、受けとることもできるだろう。彼女が学ばなければならないのは、心をひらき両腕をひろげて、人からの贈り物を受けとることなのだ。

この対極にいる人、与えることが苦手な人は、「私は〝どんなふうに〟与えないのか？」と自分に問いかけてほしい。この問いはきっとあなたの目をさましてくれるだろう。そしてあなたをもっと愛することが上手な人にし、あなたのSAを高めてくれるだろう。

〝愛してる〟という言葉がなかなか言えない人がいるのではないだろうか。そんなあなたはきっと、この言葉の使い方をだれも教えてくれなかったか、習ったけれどどこかにその習慣を置きわすれてしまったか、恥ずかしがり屋すぎるのだろう。

妻に「愛してる」と言うのはいやだという男性がいた。妻に「愛してるわ」と言われると困ってしまう。どうして困るんです？　と私がきくと、彼は「妻が愛してると言うのは、本当は自分のためなんです。自分が言えば私もそう言うだろうと思ってるんですよ」と答えた。

たしかに彼の言うことにも一理ある。私たちがだれかに「愛してる」と言う時、そこには相手もそう言ってくれるだろうというひそかな期待、あるいは要求がこめられていることが多い。それでもやはり「愛してる」と言うことは、与えることと受けとることのいちばん完全な形の一つだろう。「愛してる」と口にする時、その人は与えている。「私も愛してる」と言えば、そう言った人も相手にお返しを与えているのだ。

ある女性が、やっと夫がいっしょに散歩するようになりましたと報告してきた。彼女は一ヵ月間だけ夕食後に二人で近所を散歩するという約束を、むりやり夫からとりつけたのだ。そして数ヵ月たった今も二人は歩いている。歩きながら子供のことを話し合い、心配ごとをうちあけ、優しくおたがいのからだに手をふれあい、人生はなんと困難でなんとすばらしいものかと笑いあうのだ。この夫は約束をするという「与える行為」を通して受けとることにもなったのである。

愛とは相手を尊重すること

あなたが愛し方を知っている人なら、相手を尊重する心をもっているはずだ。

だれかに何かをすると言っておいてしない、ということはけっしてない。やむをえない理由がないかぎり人を待たせない。折りかえし電話をかける。人の悪口やいやみは言わず、冷たい口調にもならない。なぐったり、ぐいと押したり、大声でおどしたり、怒って口をきかなくなったりしない。嘘をついたり、人をだましたり、結婚の誓いをやぶったりしない。

意地の悪いことは絶対しない。乱暴なことはしない。マナーのいい運転をする。ウェイトレスや店員やセールスマンやタクシーの運転手や空港の係員や修理工といった人たちに、ていねいに接する。人に親切にする。思いやりをもち、思慮深く、礼儀正しくしようと努力する。あなたといっしょにいると、ほかの人は自分も捨てたものじゃない、価値のある人間だという気持ちになれる。

あなたが経営者なら、社員には適正な給料を払う。どんどん仕事を押しつけるなんてことはしない。会社に対する社員の貢献をみとめる。健康的で快適な労働環境をととのえる。かんしゃくを起こしたり、社員のプライドを傷つけたりしない。社員に不安を感じさせたり、おたがいの競争心をあおるような状況をつくらない。必要があれば自分が責任をとる。自分の経営スタイルをちゃんと心得ている。権力を乱用しない。リーダーとしての立場がわかっている。

あなたが雇われている立場なら、会社を利用したりしない。やるべきことをやり、期限を守る。仕事をさぼったり、経費を水ましししたり、廊下をうろついていたり、噂をひろめたり、ぐずぐず仕事をのばしたり、私用に時間を使いすぎない。自分の能力の限りをつぎこんで働く。だれとでもうまくつきあい、信頼と協調の雰囲気をつくるよう努力する。

愛とは面と向かい合い、教えること

あなたが愛し方を知っている人なら、必要な時には面と向かい合い、教えるはずだ。

夜、夫（妻）が酒を飲みすぎて寝てしまったり、友人が急に太ってきたり、妹が両親にちっとも会いに行かなかったり、同僚が会社の備品を持ちだしたり、子供がいつも出所不明の現金を持っていたりしたら、見すごしてはおかない。思いきってその人と話し合うはずだ。

あなたが憎まれ役を引き受けてだれかと向かい合うにしても、残念ながら相手はそれを悪くとってうるさがったり、あなたに腹を立てたりする場合もある。人間には、悪い知らせをもってきた使者を殺してしまいたいと思う習性があるのだ。それでもきちんと向かい合い、教えてあげることは愛の重要な一面だ。もしあなたがそれを避けているとしたら、自分の愛はその程度のものなのかと自分に問いかける必要がある。

ある友人は、上司にがまんできないから部署をかわりたいと言っている。その上司のどこが嫌なのだろう。彼女に言わせると、責任をとろうとしないのだ。「自分の意見を言ったことがないの。会議でもみんなに好き勝手に発言させるだけ。いちばん強硬に主張した人の意見が通ってしまうのよ。しかも——自分の決定権は絶対に人にゆずらないし。そんなこんなで、みんなうんざりしているの。だから結局はみんな希望を出して部署をかわっていくか、会社をやめてしまうわけ」

言うまでもないことだが、この上司は愛を知らない。

なにも上司が部下を愛する必要はない、と言った女性がいた。でも私はこう言いたい。「上司だって人間でしょう。人間はだれでも愛する必要があるのよ」教師も監督も、セールスマンも秘書も駐車場の係員も——愛する必要のない人などいないのだ。

部下が病気で休むと電話してきたら、上司はこう言えばいい。「お大事に。早くよくなって出てきてくれよ。君は必要な人間なんだから」こんなふうに言えば、会社としての立場も伝えながら、病気の部下へのいたわりも与えられる。こんな人が愛のある上司だ。特定の部下にどうも病欠が多すぎるなと思ったら、あとから話し合えばいい。

部下のだれかが仕事をきちんとしていないようなら、会社とほかの社員のことをよく考えて、その部下と面と向かい合って話すのが上司のつとめだ。それが愛というものだ。部下が態度をあらためないようなら、解雇する必要があるだろう。これもまた愛だ。愛とは面と向かい合うこと、教えることなのだ。

まさに必要な時に、愛すること、面と向かい合うことができなかった人たちの例をもう一つ紹介しよう。

一人の女性が免許証の更新手続きにやってきた。見たところ八〇歳近いようだ。杖をついているのだが、歩くのも一苦労だ。その人の娘らしい女性が手をかしてやっと進んでくる。受付のカウンターでも、係員の説明がなかなか理解できない。

視力検査をする段になると、からだがぎくしゃくして頭を機械にあてることができない。たいていの人は三〇秒ですむ検査に、この人はたっぷり五分はかかった。しかも、見えない見えないとくりかえしている。最後に係員は言った。「いいですよ。写真をとってもらってください」

免許の更新にきたこの女性には、ほかの人間への愛がない。自分のことしか考えていない。彼女に免許の更新を認めた係員にも愛がない。彼女はたぶん、この年老いた女性をさっさと追い出して次の仕事にかかりたかったのだ。母親につきそっていた娘にも愛がない。彼女は母親と面と向かい合うより、そしておそらく運転できなくなった母親の面倒をみるという厄介ごとを引き受けるより、母の言いなりになって免許を更新させるほうを選んだのだ。

三人ともこの女性が運転を続けることの危険性は承知していながら、それに面と向かい合うだけの思いやり、つまり愛がなかった。彼女がどこかの一家を皆殺しにしたり、車をスクールバスにぶつけたりしたあとになってから「彼女は運転してはいけなかった」と言うのだ。

だれだって車の運転をやめたくはない。しかしほかの人たちへの愛のために自分に向き合い、「私が運転席につくのはあぶない」と自分に言いきかせることも必要なのだ。大人になった娘や息子が「もう運転はやめたほうがいいよ、お父さん。あなたを愛しているからこそ、運転させるわけにはいかないんですよ」と言わなければならないこともある。あるいは医師のような専門家が「運転はおやめなさい。視力が落ちすぎています」と患者に言うべき時もあるのだ。


ある高校の学年末ダンスパーティーの夜のこと。二年生と三年生の一部は貸し切りバスをチャーターして会場へ向かった。生徒たちはバスの中でビールやウイスキーを飲んだ。会場についたころにはかなりの生徒が酔っぱらっていた。

学校側はこの生徒たちに一一日間の停学処分を決めた。その間、処分を受けた生徒たちは学区内の教育センターで、教師の監督のもとに与えられた学習をすることを許された。一部の父母はこの処分を厳しすぎるとして学校に抗議した。

抗議した父母は、いろいろな点で愛情深い人たちなのかもしれない。しかし、学校の教育上の決定に協力を拒んだという点では、愛が欠けていたといえる。

この人たちはみんな、子供の命とひきかえに喜んで自分の命をさしだすだろう。それでも、生徒たちの無茶な行動に対し停学処分をするという校長の決定が、愛を示す一つの方法だということが彼らには理解できなかったのだ。学校はこの事件を生徒の個人記録に残すことはしないし、処分を受けた三年生もほかの三年生の生徒といっしょに卒業できることにした。しかし彼らの無責任な行動はどう見ても行きすぎであり、見逃すことはできない。校長は愛の示し方を知っていたのだ。

私は何年か前に、親は必要な年齢に達していない子供に運転を許してはいけないという内容のコラムを書いた。そのコラムが活字になると、一人の女性が電話してきた。彼女は一五歳の娘に運転を許し、娘を死なせてしまったのだった。

自分は悪い親だと思うか、と彼女はきいた。私はまずその人の娘について、そして母子の関係について話してもらった。それから二人で、しつけと愛について、さらには強情な若者に責任について教えることのむずかしさを語り合った。最後に私は、話を聞いたかぎりではあなたは愛情深い母親のようですが、ただ一つだけ間違いをおかしたのです、娘さんに運転をさせるべきではなかったのですと言った。

彼女は長いあいだ泣いていた。そして、だれかがそう言ってくれるのを待っていたのだと言った。彼女は自分が悪かったとわかっていたのだ。

私はこの母親に、今は自分を許すことに取り組むべきだと言った。彼女は私の勧めにしたがって、自宅の近くにセラピストを見つけ、この課題に取り組むと約束してくれた。

リズという女性の母親は骨がんの末期症状で、激しい痛みにさいなまれていた。リズは母親を病院へ治療に連れて行ったり、身のまわりの世話をしたり、ベッドのわきにつきそったり、父親をなぐさめたりで忙しい日々をおくっていた。しかしリズの夫アランは病院へ行くこともなく、一切の手助けを拒んだ。妻にも義父母にもなんの援助もしなかったのである。

リズの母が亡くなった数ヵ月後、今度はアランの母の病院通いがはじまり、送り迎えが必要になった。アランの父は八〇歳をこえていたから、こちらにも手助けが必要だった。このときも愛を見せて老夫婦の世話を引き受けたのはリズだった。

アランは義母の時と同じように、実の母の病気にも知らん顔だった。それればかりか、大学時代のルームメイトとそのガールフレンドといっしょに二週間のスキー旅行に行くことを決めてしまった。

リズがアランのセラピストに、アランは少しも協力してくれないと訴えた時、セラピストは「今のアランには自分をいたわる必要があります。彼は自分の恐怖と対決しているんです」と言った。

「彼自身の責任と対決する必要はないんですか？」リズは言わずにはいられなかった。

私から見れば、アランに妻や義父母や自分の両親に対するいたわりが欠けていることをはっきり指摘し、アランと面と向かい合うことを、このセラピストがなぜしなかったのかが不思議だ。彼にとってアランを恐怖心から救うことのほうが、アランと面と向かい合うことより容易だったからかもしれない。しかし、**本当にすぐれたセラピーには救いと向かい合いとの両方が必要だ。**

妻の母が死にかけていた時、ほとんど、あるいはまったく妻に協力しなかったことを、アランはどうやって正当化するつもりなのだろう。義父母に何もしてやらなかったことは？　義父母はそれまで長年にわたってアランに援助の手をおしまなかったというのに。そして実の両親にも——アランはどうしてこれほど愛を見せなかったのだろう？　アランはそんな自分ときちんと向かい合い、「妻や親たちが困っていた時、私はどうすればもっと力になり、もっと愛を示すことができたか」と自分に問い、人生においてSAの力を高めていく必要があるだろう。

一六歳のエミリーは、私はもう門限を決められる年じゃない、と思っていた。どこへ行くのか、だれといっしょかをいちいち報告させられるのはおかしいとも思っていた。母の考えはちがった。娘の行き先を把握し、門限を決めておくのは必要なことだと思っていた。この年ごろにはよくあることだが、母が予定をきくと娘はいいかげんな返事をして「私のことはほっといて」的な態度をとるのだった。

父親は二人の言い争いを耳にするたびに、妻に「好きにさせておけよ。青春は一度きりなんだから」と言う。そして娘には「母さんの言うことは気にするんじゃないよ。お前も知ってるだろう。母さんはああいう口うるさい人なんだ」と言うのだ。

子供と面と向かい合うのは愛だ。自分の行ないの責任をとることと、マナーを教えることは愛だ。期待の念を表明し、指針とルールを定めるのは愛なのだ。

愛とは遊ぶこと

公園を散歩していると、家族連れが遊んでいるのを見かけることがある。フリスビーをしていたり、フットボールごっこをしていたりする。楽しそうにからだをぶつけあい、笑い、前から押したり後ろから押したりしている。どこかの母親が四つんばいになって娘のお馬になっている横では、別の父親が一人を背中にしがみつかせて駆けまわり、もう一人の子がその脚にタックルして倒そうとして、キャーキャー言ったり笑ったりする光景も見られる。老人がアヒルにえさをやり、ベンチでは二人の女性が笑い声をたてている。

だれかといっしょにいて、ほほえみ、笑い声をたて、くつろいですごす能力を神が私たちに与えてくださったのは、なんとすばらしいことだろう。輝きに満ちたこの世界を眺め、人と自然と神とのつながりを感じるのはなんとすばらしいことだろう。

遊びは私たちの生きる喜びを高めてくれる。愉快な気持ちを大きくふくらませてくれる。遊びは私たちをリラックスさせてくれ、それでいてエネルギーを与え、もっとがんばろうという気にしてくれる。遊びは私たちの成長を助けてくれる。苦しみ、落胆、心配から一息つかせてくれる。親愛の情を感じる舞台をととのえてくれる。

ベトナム仏教の高僧ティク・ナット・ハンは、『生けるブッダ、生けるキリスト』（邦訳、春秋社）のなかでこう言っている。

「現代人はそれほどお金を必要としていない時でさえ働きすぎる傾向がある。本当の悲しみ、心の奥の不安と対決するのを避けるために、仕事に逃げこんでいるのではないだろうか。人々は愛する人のために懸命に働くことで、愛情と優しさとを表現しようとしている。**しかし愛する人のために使う時間がなくなってしまったら、愛する人が求める時そばにいられないなら、どうして彼らを愛しているといえるだろうか**」

本当に愛する人間になるためには、遊ぶことを知っていなくてはいけない。

あなたは遊びにどれくらいの時間を使っているだろうか？　同僚とお昼を食べたり、釣りに行ったり、ゴルフをしたり、トランプをしたり、映画を見に行ったり、好きな本を読んだりすることに？

あなたはどれくらいの時間を、夫あるいは妻とすごしているだろうか？　コンサートに行ったり、テニスをしたり、外食したり、愛をかわしたりすることに？

自分もいっしょになって子供たちと遊ぶ時間がどれくらいあるだろうか？　あれをやれ、これをやれと言って子供たちを追いたてるのではなく、いっしょに動物園に行ったり、リビングの床にすわってピクニックみたいに食事をする時間が？

あなたの生活のなかで、バランスの悪いところが見つからないだろうか？

自分のことに時間を使いすぎ、夫あるいは妻を無視していないだろうか？

逆に自分の時間が少なすぎ、子供のために使う時間が多くなりすぎていないだろうか？

ある男性が私に、妻はちゃんと心を集中して自分の言う通りにすればゴルフが上達するのに、と語った。妻は言い返した。「あなたは批判ばかりするんですもの。コースに出ていると、私たちのお友だちまで私に同情するのよ」

「私が教えるようになって、君のスコアはよくなっただろ？　それに君は、調子の悪い時は家に帰ってから怒りまくるじゃないか。君は馬鹿じゃない。必要なのは集中、しゅ・う・ちゅ・うなんだよ」夫は大声をはりあげ、この言葉をわざと強調して言った。

彼は私を見て「あなたはゴルフをされますか」ときいた。私は、もっぱらカートを運転して夫や友人の応援をしていますと答えた。彼は「それはお気の毒に。それじゃ、あなたにはわからないだろうな」と言って私を切って捨てた。

わかってないのは私だろうか？

スポーツをしてみじめな気持ちになるのなら、それは遊びとはいえない。ゴルフやトランプやチェスをして相手に腹を立てるとしたら、それは遊びではないし、愛する行為でもない。「そのボールを取っちまえと言ってるだろう！」とサイドラインわきから子供に向かって声をはりあげるようなのは遊びではない。

私は類語辞典で「遊び」という言葉をひいてみた。そこにはこんな言葉が出ていた。「はしゃぎまわること。無心にとびはねること。じゃれること。ふざけること。どんちゃん騒ぎをすること。ふざけて騒ぐこと。大げさな身振りをすること。スキップすること。ダンスすること。おどけること。馬鹿騒ぎすること。馬鹿なまねをすること。陽気に騒ぐこと」

あなたは妻とスキップしてとびはねることがあるだろうか。子供や同僚とふざけあうことがあるだろうか。

愛とは許すこと

許すことは愛のしるしだ。許すとは、怒り、敵意、恨みを捨てること。心の痛みや悲しみを忘れること。仕返しの権利を捨てることだ。

スザンヌが夫に、学校の書類をブリーフケースに入れておくからコピーしておいてと言うと、夫はブリーフケースの上に置いといてくれ、自分で入れるからと答えた。それを聞いたとたん、スザンヌは何かおかしいと感じた。

夫が寝たあと、彼女はブリーフケースをあけてみた。そして便せんに書かれた手紙を見つけた。そこには愛と献身の言葉が記されていた。スザンヌは夫を疑ったことを恥ずかしく思い、夫に対するいとしさがこみあげてきた。しかしページをめくって読みすすむうちに、その手紙は別の女性にあてたものだとわかった。

「心臓がドキドキしてきて、胸が苦しくなりました。心臓の発作かと思ったほどです。もう泣いて泣いて、目が真っ赤になってしまいました」と彼女は言う。

夫の不倫を知ったスザンヌは、夫を家から追い出した。夫は結婚生活を破壊する気はなかったので、とりあえず素直にしたがった。女性との関係も終わらせた。そして何度も妻にわびた。その間スザンヌは、自分が結婚生活を続けたいのかどうか、もう一度夫と暮らしていけるのかどうかを考え続けていた。毎日が苦痛、怒り、憤激《ふんげき》のあいだを行き来するジェットコースターにのっているようなものだった。そして結局、小さい子供たちのことを考えて、夫とやり直す決心をした。

この事件から三年たった。二人は、結婚生活のカウンセリング、グループセラピー、そして結婚生活に問題をかかえた人たちのための「レトルヴァーユ（再発見）」という団体のプログラムを受けてきた。

今では二人の結婚生活はかなり落ち着いてきている。とはいっても、スザンヌにとって信頼と許しの問題は残っている。許そうという気になって「彼は私を傷つけようとして浮気したわけじゃない。気晴らしが必要だっただけなのよ」と思うこともある。

でも傷心と怒りで頭がいっぱいになることもある。「私はいい妻だった。なのにどうして彼は私を裏切ったんだろう。絶対に許せない」と思うこともある。

スザンヌは夫を許しつつある。ただ、許す気持ちが少しずつしか出てこないのだ。

「許す決意」をする

許しは、ある人が許そうと意識的に決意する時に始まる。多くの場合、この決意は果たされる。いつまでも同じ問題にとりつかれているのはあまりに苦しく、つらいことだからだ。見まわせば生活は続いており、さあ、あなたもここへ来て、あなたも加わって、と呼びかけてくる。また、苦しみから立ちあがった人はほかにもいるとわかってくる。そしてある時点になると、自分らしさをとりもどすため、穏やかな心と自由をとりもどすためには、許すしかないことに気づくのだ。

自分を傷つけた相手が家族の一員で、ほかの家族を苦しめたくないという理由で許す決意をすることもある。あるいは毎日顔を合わせる相手なので、怒りや傷心をいだき続けるのはつらすぎるという場合もある。

恨みをいだき、許すことができないという理由でセラピーにやってくる人の場合、私はその人の話をさえぎらないで聞くことにしている。ただじっと聞き、理解していることをその人にわかってもらう。それから、もう一度はじめから話してもらう。ときには、さらにもう一回話してもらうこともある。ちゃんと聞いていないわけではない。二回、三回と話すうちに、話し方が穏やかになってくるからだ。もう、自分が傷ついていることを私に理解させる必要はなくなる。同じ話をくりかえすうちに興奮がおさまり、敵意がうすれ、微にいり細にいり話すことがなくなるのだ。

ここで私は、毎日の暮らしを続けながらどうやって相手への苦しみや怒りをいだき続けているのかとたずねる。何人の人にうちあけたのか、心の中で相手に怒りをぶつけることはどれくらいあるのかと聞いてみる。

そして、**恨みをいだき続けた結果どうなっているかをふりかえってもらう**。熟睡できない、体調が悪い、何の楽しみも喜びも感じられない――こんな答えがかえってくる。怒りを捨てなければ、傷つくのは自分なのだ。

次に私は注意深く誘導して、怒りの対象になっている人のいい点、今までにその人が与えてくれた喜びを語ってもらう。相手のいいところを紙に書いてもらうこともある。

問題の種類によっては、相手の役になってもらって相手側の視点から見た話をさせることもある。これは非常にむずかしく、はじめからうまくいくことはまずない。しかし、相手がなぜそんなことをしたかが理解できれば、ときにはそれが癒しにつながることもある。

許しとは、あなたを傷つけた人の問題ではなく、あなたの心の痛みの問題ですよと言うこともある。どのように謝ってほしいのか、謝らせることをどうして自分の権利と思うのか、許すためには相手からの謝罪は必ずしも必要ないのではないか、という話をするのだ。

私は復讐について、許すというのはあなたが相手に同じことをする権利を手放すことであり、正義を求める権利を放棄するのではないと言う。もしだれかの不注意による事故であなたが傷を負ったのなら、あなたがレイプされたのなら、だれかがあなたの子供に肉体的あるいは精神的なダメージを与えたのだとしたら、だれかがあなたのお金をだまし取ったのだとしたら、あなたは刑罰を求めたり、弁償を要求したり、相手に社会奉仕することを求めたりしてもいいのだ。

また私は、人生には公平でないことも起こるという話もする。家族、友人、上司、同僚のだれかがあなたを利用したり、心を踏みつけにすることもあるのだ。正義はけっして行なわれないという気がすることもある。しかしあなたのSA＝気づきの力を弱めるのも高めるのも、結局はあなた自身が不正にどう対処するかにかかっているのだ。不正にどう対処するかで、あなたの人生は変わってくるのだ。

自分を許すことを学ぶ

パティは長年のあいだに、家族の貯金三万五〇〇〇ドル以上をこっそり使ってしまった。彼女は罪の意識に悩み、良心の呵責《かしゃく》にさいなまれていた。

どうしてそんなに使ってしまったのだろう？

家族そろって外で夕食をしたとする。三〇ドルかかったら、パティは夫に二〇ドルだったと言ってしまう。本当の金額を知ったら夫が怒るのではないかと思うのだ。だれかに誕生日のプレゼントを買ったとしても、本当の値段を言わない。買いたいものを買って、なおかつ夫が値段をきいて激怒するのを避けるためだ。人を招待して食費が余分にかかった時も、貯金をおろして穴埋めしてしまう。

パティの夫は、妻が一家の貯金を使ってしまい、彼のサインをまねて個人退職金積み立てからもこっそり金を引き出していたことを知ると、すぐさま離婚訴訟を起こした。

パティは出費を厳しくおさえようとする夫のやり方に、正面から向かい合う勇気がなかった自分を責めた。家族を失ったことが悲しくてたまらなかった。別れた夫に許してもらい、いろいろな意味でいい女、いい妻だったと言ってほしくてたまらなかった。もしそうなったらすばらしいことだが、あいにく別れた夫には彼女を許すほどの愛情はなかった。彼女に必要なのは、自分がしたことと折り合いをつけることだ。いま、彼女には自分を許すことが必要なのだ。


自分を本当に許すためには、あなたが人を傷つけた事実を否定したり、自分にも一分の理があると考えるのをやめなければならない。**弁解と正当化の流れを断ち切らなければならない**。責任を認めて「たしかに私は悪いことをした。私が悪かった。私は人を傷つけてしまった」と言うのだ。できることなら、謝って償いをするのだ。それは相手に対して、愛を示すことでもある。何度も謝り、必要なら金銭を弁償したり、社会奉仕をしたりするのだ。人に与え、人のために何かをするのは、自分を許すための最良の方法である。

自分であれ人であれ、許すというのはむずかしいことだ。すぐには許せないことも多い。**現実にはどちらかといえば、悲しみや心の痛みや恨みを少しずつ削っていく作業に近い。**何年も、ときには一生かかることもある。それでも、どんなことでも必ず許すことはできる。**そしてその過程で、あなたは自由をとりもどし、魂を再生するのだ。**

自分を愛する方法を知っているか?

あなたが本当に愛し方を知っているなら、自分を愛することもできるはずだ。自分の声に〝耳をかたむける〟。何かおかしいと感じたら、自分のその感じを信じるのだ。疲れているなら自分を休ませてあげる。おなかがすいたら、食べるための時間をつくる。

自分を愛するということは、あなたがアイスキャンディー、ポップコーン、あんずや桃のジャムが好きなことを〝忘れずにいて〟、買っておいては自分にごちそうしてあげることだ。好みのコロンをつけたり、好きなネクタイをしたりすることだ。孫の世話をしたいのなら、週末ずっと孫といれば疲れることも、年をとったあなた自身への手伝いがいることも、〝忘れずにいてあげる〟のだ。

自分を愛するためには、あなた自身に〝与える〟ことが必要だ。鏡をのぞいて、「ハーイ、あなたのほほえみは素敵よ。なんてきれいな目をしてるんでしょう」と言うのだ。仕事がうまくできたら自分をほめるのだ。一日休暇をとって遊ぶのだ。

人に世話をやいてもらうことも、自分を愛することになる。〝受けとる〟ことを自分に許すのだ。だれかがレポートを手伝ってあげるとか、ガレージの掃除をしてあげるとか、ポーチを修理してあげるとか言ったら、やってもらう。人の助けを素直に喜ぶことを学ぶのだ。

自分を愛するということは、あなた自身を〝尊重する〟ことだ。男友だちに好かれたいからといって、からだを投げだしてはいけない。パーティーで飲み過ぎてはいけない。アルコール依存の問題があるなら、「AA」（アルコホリック・アノニマス、アルコール依存者の自助グループ）やその他の治療プログラム、セラピーグループへ行く。太りすぎなら運動し、食習慣をあらためる。

一日の予定はほどほどにしておく。親の世話をするため毎日二四時間奔走することを自分に課してはいけない。毎週、きちんと休養日をつくるのだ。目標を追求するのはいいが、自分の限界を知っておくこと。

変える必要があると思う点については自分と〝面と向かい合う〟こと。それが自分を大切にすることになる。病気の時は仕事を休み、医者へ行くこと。そして毎日少しは〝遊ぶ〟時間をとること。そして自分を〝許す〟ことも必要だ。

「愛するために」生きる

愛し方を学ぶのは、一生の仕事だ。**たいていの人はある面では愛し方を知っていても、別の面では知らないものだ。**ある父親は、子供に与えるという点ではすばらしくても、しつけは苦手かもしれない。ある女性は、子供には与えるが夫には与えていないかもしれない。家族は許せる人も、同僚を尊重していないかもしれない。お金で買えるものなら何でも与える親が、子供の希望や恐怖に耳をかたむけることはないかもしれない。

愛に対するSA＝気づきの力を高めるためのこの章で、あなたは愛について、他者や自分の愛し方について何を学べただろう？　あなたの意識はどう変わっただろう？

第4章 あなたは人に怒りすぎ？

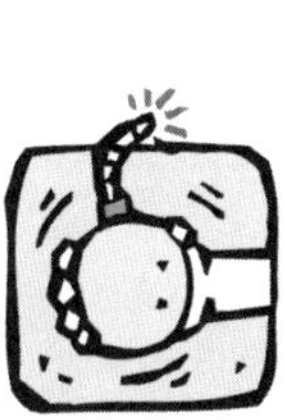

怒りの一瞬をこらえれば、悲しみの一〇〇日をのがれることができる。――中国のことわざ

怒りすぎる人はたくさんいる。そういう人は、だれかが自分の気に入らないことを言うとすぐに怒る。怒って我を通そうとする。自分以外はどうでもいいと言わんばかりだ。ものごとを別の角度から見る余裕なんかない。深く考えたり、話し合ったり、理解したりする暇などないというわけだ。

気むずかしい顔をし、ドスのきいた口調や大きな声で怒りをあらわにする人がいる。言いたい放題の批評をしたり、汚い言葉を投げつけたり、自分に反対した相手を侮辱したりする人もいる。怒って、ときには何日も何週間も、あるいは一生他人を寄せつけなかったり、ふくれっつらをしていたり、口をきかなかったり、人を無視したりする人もいる。

私たちの社会では、だれもが失礼な態度をとったり、いやみを言ったり、敵意をあらわにしたり、意地悪をしたり、人にくってかかったり、暴力をふるったりということをしてきた。すぐにかっとなるとか、言葉で人を傷つけるとかいう行為は日常いくらでも目にすることができる。父親はかんしゃくを起こして娘につかみかかり、ののしり、腕をねじりあげておいて、**あとになって「悪かった。お前を愛してるんだよ」と言ったりする。**夫婦のあいだでは、相手にひどい言葉を投げつけたり、きたない言葉でののしったりすることが普通になってしまっている。人生をともにする伴侶に向かって、まぬけ、あばずれ、あほう、大バカ野郎などとののしっておいて、その二、三時間後にはセックスを求めている。

独立した子供は両親や義父母に向かって、あなたは不公平だと言ったりする。両親の言ったことが気にさわったからといって、孫をお祖父ちゃんお祖母ちゃんに会わせないこともある。

店員やウェイトレスのサービスが遅いといって怒る人がいる。道路では人の車と抜きつ抜かれつしたあげく、こぶしを突きだして挑発的な身ぶりをしていく人がいる。身ぶりでイライラや敵意を表現する。口ぶりで軽蔑をつたえる。人は怒りに我を忘れてしまう。


怒りについて人前で話をする時、私は聴衆によく「自分は怒りっぽいと思う方は手をあげてください」と言う。すると必ず半分以上が手をあげる。

そして「怒りっぽい人としかたなく毎日のように接している人は?」ときくと、ほとんど全員が手をあげる。

だれかが顔を真っ赤にして人差し指をつきだし、声のトーンを上げて一つ一つの言葉を区切り、怒りで相手をおさえつけようとしているのを見ると、私は「あの人は自分がどんなに人を傷つけてるかわからないのかしら。あんなふうに考えたり、ふるまったりするなんて、世界中が自分のためにあるとでも思っているのかな」と思う。そして「あんな態度をどうやって弁解するつもりなんだろう」とも。

こんなこと、していないだろうか？

これから怒りの問題をかかえた人がたくさん登場する。読みながら〝私はこんなことをしていないだろうか？〟と考えてみてほしい。

もし自分も同類だと思ったら、この章のアドバイスにしたがって怒りをコントロールしてほしい。だれだって、かんしゃくを起こしていいはずはないのだから。

「ジムは犬を飼いたがっていました」ジムの妻が言う。「犬を飼おうと言いはりました。でも、私は気がすすみませんでした。それまでの経験から、どうせジムはろくに世話をしないとわかっていましたから。でも最後には私が折れて、犬を手に入れたんです。

案の定、犬が彼の思いどおりにふるまわないと、たとえばカーペットの上に粗相《そそう》したりすると、彼は犬を外へ連れだしてたたきました。当然、犬はジムをこわがるようになりました。それでジムは世話をしなくなってしまったんです。

私が町を離れる必要がある時は、犬をペットショップにあずけるしかありません。前に一度急用ができて、犬をあずけるのを忘れて出かけたことがあります。ジムはその夜電話してきて、犬がいるじゃないかとすごく怒りました。『絶対に今夜帰ってくるんだ。犬の面倒はいっさい見ないからな。お前が帰るまで、水もエサもなしだぞ』と言うんです。私は四〇〇キロも離れた所にいたんですよ。もう、どうしていいかわかりませんでした。

犬の件からそれほどたたないころ、ある番組をビデオにとっておいてくれとジムに頼まれました。私、うっかりして最初の三〇分をとり忘れたんです。ビデオを見始めたジムは激怒しました。私に向かって

『お前なんかまるであてにならない。このバカ野郎』とどなり続けました。そしてビデオテープを引き出してずたずたにしてしまったんです。『もう、だれも見れないぞ』とわめきながら」

もしジムに会ったら、あなたはきっと彼が好きになるだろう。責任をわきまえ、教養があり、理《り》路《ろ》整《せい》然《ぜん》と話し、愉快で美男子だ。ときにはとても寛大で親切にもなる。**ところが何か思いどおりにならないことがあると、**彼はSAの力を閉ざしてしまい、意地悪でけんか腰で手のつけられない人間になるのだ。


ある夫婦が私のところへ結婚生活のカウンセリングを受けにきた。私はまず、二人に結婚生活を続けたいかどうかをたずねた。妻はうなずいてイエスと答えた。夫のほうは、いったいなんでそんなことをきくんですか、と私にくってかかった。

私はこう説明した。カウンセリングを受けにくる人のなかには、結婚生活を続けたいかどうか自分でも確信がもてない人がいる。そういう人は条件しだいで気持ちが変わってくる。あるいは夫婦の一方が離婚を望んでいる場合もある。この質問への答え方から、セッションを進める上でのたくさんの情報——夫婦のどちらがより多くの不満をかかえているか、現時点でどちらが支配力をもっているか、カウンセリングを受けることが二人にとって適切かどうかなど——が得られる。

説明しておいてから、あなたは結婚生活の何がいちばんの問題だと思うかときいてみた。彼は「コミュニケーションです」と答えた。そして顔をしかめて妻のほうを向き、いやみたっぷりに「妻は私に話しかけないいんです。話してもしかたないと思っているらしい」と言った。このとき彼は声を高め、わざと一語一語区切って発音した。

私は「あなたはずいぶん怒ってますね」と言った。

彼は「ああ、そうですとも。怒ってますよ」と答えて、私にほこ先を向けてきた。「あんた、いったい何様のつもりなんだ？　結婚生活を続けたいか、だって？　こんなところに長居は無用だ。もっとちゃんとしたセラピストのところへ行くよ」こう宣言すると、彼はいきおいよく立ちあがり、足音高くオフィスを出て、後ろ手にドアをバーンとしめた。

この男性が怒りにかんする問題をかかえていることは言うまでもない。

あなたが人に怒る三つの原因

あなたはどうだろう？　怒りっぽいだろうか。怒りっぽい人は自分でも気づいているはずだ。認めたくはないだろうし、怒りの激しさや、怒る回数をひかえめに言うかもしれない。それでも、問題をかかえている人には自覚があるはずだ。あなたにわかっていないのは、自分を怒りに駆りたてる本当の原因、怒りがもたらす結果、そしてどうすれば変わることができるかだ。

一・あなたは否定的な思考をしている

怒りのいちばんの原因は、否定的な思考だ。何かが起こると、客観的あるいは肯定的な思考をしないで、否定的な解釈をしてしまう。そのため、自分で自分の怒りを生みだしてしまうのだ。何かが起きたら、あなたは**一秒もしないうちに**それにマイナスの意味づけをしようとする。そして二、三秒以内にはたくさんの否定的な思考が浮かんでくるのだ。

ある午後のこと。ルーがキッチンにはいっていくと、テーブルの上に大学の教科書が山づみになり、妻の名前を書いたスケジュール表があった。それを見たとたん、ルーはかっとなった。妻は離婚にそなえて大学で勉強し直すつもりなんだという、ネガティブな思考がうかんだのだ。キッチンのテーブルを見てルーが勝手に下した解釈が、彼の怒りを生んだのである。

ルーがだれか友人とでもいっしょだったとしたら、その友人はテーブルの上のものを見ても怒りはしなかっただろう。きっと「だれか大学の講義でもうけるのかな?」と思ったはずだ。これは客観的な思考である。興味をそそられて本のタイトルを読んだかもしれない。「あのころがなつかしいなあ」などと、肯定的な思考も浮かんだかもしれない。

あなたが「ちょっと出かけるからキッチンをかたづけといてね」と娘に頼んだとしよう。娘は「わかったわ」と言う。二、三時間後に帰ってみると、キッチンはちらかったままだ。ここであなたはすぐに否定的な思考をする。「あの子は全然あてにならない」これが、第一の否定的な思考=「あの子ったら、私が言ったことをちゃんとやったためしがないんだから」につながる。そしてすぐに否定的思考の第三弾「本当にだめな子!」さらに「あれじゃ、ろくな人間にならないわ」となる。わずか数秒のうちに四つの否定的な思考が出てきたあなたは、怒りにかられていく。

この出来事をもっとこまかく見ていこう。まず、あなたは娘にキッチンのかたづけを頼み、娘は引き受けた。二、三時間後に帰ってみると、ちらかったままだった。**情報はこれだけだ**。それ以外のあなたの考えはすべて推測、それも否定的な推測である。

今までにも娘が何かを引き受けて、ちゃんとやらなかったことがあるから、今回もあなたの言葉を無視したと、あなたは〝推測〟しているのだ。電話で長話をしていたから、あるいはテレビを見ていたからキッチンをかたづけなかったと、あなたは〝推測〟しているのだ。でも本当のことはわからない。

ひょっとしたらお隣りに何か緊急事態が起こって、彼女は隣りの子供の面倒をみるためにかけつけたのかもしれない。ひょっとしたら、彼女の友だちが車で動物をはねて、警察に電話するためにあなたの家に寄ったのかもしれない。そんなこんなの騒ぎでキッチンをかたづける暇がなかったのかもしれない。

あなたが「はいはい、お友だちがペットを車でひいちゃったのよね」と皮肉っているのが目に浮かぶ。でも、私の娘の友だちは本当に車で動物をひいてしまって、わが家から警察に通報したことがあるのだ。あり得ないことではない。情報をすべて手にするまでは、あなたは推測にもとづいて怒っているだけなのだ。

否定的な思考をしなければ、あなたは真っ先に、たしかに娘は時々は家事をしてくれると認めていたはずだ。現につい前日も、芝生を刈って、洗濯物をたたむのを手伝ってくれた、と。そう、約束したことを最後までやり通さないこともときにはあるだろう。でもあなたは本当に、彼女はろくな人間にならないと思っているのだろうか。

二・あなたは脅威を感じている

ものごとが自分の期待どおりに運ばない時、あなたは否定的な思考をすると同時に、平静さを失い、脅威と不安にさらされる。何かに挑みかかられていると感じたり、状況をコントロールできないと感じる。

先ほどの例にもどろう。

ジム（あの犬の世話を拒否した夫）は、仕事から帰って犬を見た時、すっかりあわてて平静さを失ってしまった。予想外のことが起こったのだ。彼は犬がいるとは思っていなかった。そして、自分になついていない犬の世話をするという脅威をおぼえた。また、頼んでおいたテレビ番組を妻がきちんと録画しなかったと知った時、彼は期待を裏切られてしまった。**彼の世界が、彼の思うようなものでなくなってしまったのだ。**

ルー（大学の教科書を見て大さわぎした夫）は、教科書を見てうろたえてしまった。ばくぜんと、〝自分の支配権が奪われる〟と感じた。妻は学位をとって自分と離婚するつもりだという否定的な解釈をすることで、不安はさらに増してしまった。

そして私の結婚生活のカウンセリングの場から憤然《ふんぜん》として立ちさった男性は、知らない人間を前にして、慣れない、落ち着かない状況に脅威を感じていた。そこへ私が怒っていますねと言って彼を挑発してしまったのだ。

三・あなたの生理的な反応

ある出来事に否定的な解釈をくだす（これには一秒もかからない）と、すぐに生理的な反応が起こる。血管をアドレナリンがかけめぐり、心拍数があがり、呼吸の回数がふえ、血圧があがり、筋肉が緊張し、消化機能がとまり、皮膚の温度があがり、血中に糖が放出される。さあ、戦いの準備はととのった！

怒りが自分の思考から生まれるということを、断固として認めない人がいる。ほかのだれかが自分の怒りを引きおこしたと信じたいのだ。そう考えれば、怒った自分には何の責任もないと気どっていられるわけだ。「あいつのせいだ」というおなじみの言い訳である。しかし怒りはたいてい自分の思考、つまり出来事に対する自分の解釈から生まれるということになれば、あなたが怒りをコントロールする責任を負うことになる。

恐怖、怒り、喜びなどの激しい感情は、思考よりも先、あるいは思考と同時に発生すると主張する学者もたしかにいる。しかしかりにそうだとしても、心理学博士ダニエル・ゴールマンが『ＥＱ――こころの知能指数』（邦訳、講談社）で述べているように、「感情のピークは非常に短い。数分、数時間、数日続くというより、わずか数秒で過ぎさることが多い。感情がさらに長く続くためには、その感情が起きたきっかけが持続し、実際に継続的に感情を刺激し続けなければならない。たとえば愛する人の死がいつまでも私たちを嘆かせるような場合がそうである」。

あなたの怒りが思考より先に自動的にピークの状態で生じ、アドレナリンが血管をかけめぐる（これには一〇〇〇分の一秒もかからない）ことがあったとしても、怒りを数秒以上持続させるには、否定的な思考の力が必要なのだ。エネルギーを補給し続けさえしなければ、怒りの火は消えてしまう。

どうやって怒りは高まるのか

あなたの怒りにいっそうエネルギーを注ぎこみ、さらに高める役を果たす否定的な思考には、罵倒《ばとう》、誇張、「○○すべき、○○ねばならない」という思いこみなどがある。

一・罵倒《ばとう》する

怒っていない時のあなたは、たいていの人間は完全な善人でも完全な悪人でもなく、両方が入り混じった存在だとわかっている。ひどく嫌なやつでも親切心や思いやりを見せることもあるし、だれよりも親切で愛情深い人でも、非常に意地の悪い行動をとることもあるとよく知っている。

ところがだれかに腹を立てると、あなたは相手に「悪い人間」というレッテルをはってしまう。相手に馬鹿、うすのろ、まぬけ、とんま、ガキ、ろくでなし、くそったれなど、思いつくかぎりの罵倒を浴びせる。いったんその人物にレッテルをはってしまうと、その人の人格は失われてしまう。その人はあなたがはったレッテルそのものになってしまい、今やあなたの敵なのだ。

妻がテレビ番組の一部を録画しそこなった時、ジムは妻に向かってバカ野郎とさけんだ。怒りのあまり、妻にはいろいろな技能や才能があり、ビジネスの学位をもっていることを頭から閉めだしてしまったのだ。

二・誇張する

怒っている時、あなたは罵倒するだけでなく、その出来事の重要性をことさら誇張する。それだけが一大事だということにしてしまう。相手について知っているはずのほかのことは、きれいさっぱり忘れてしまう。その人とすごした楽しい時の記憶を消し去ってしまう。重要なのはその出来事だけ、というわけだ。

ジムにしてみれば、妻はビデオの録画に失敗したから、バカで何一つまともにできないやつなのだ。理性的に考えている時には妻のすぐれた点をいくつも数えあげることができるのに。その上ジムは、この重要性を誇張している。なるほど彼の思惑は裏切られた。しかし彼にはほかの選択肢もあったはずだ。途中からのビデオを見てもよかったのだし、番組表を調べてほかの見たい番組をさがす手もあった。映画のビデオを借りてもいいし、新聞を読むこともできた。

ルーの場合は妻の大学の教科書を見て、妻は離婚するつもりだという結論にとびついてしまった。実際には、妻は大学でもう一度学び、いい職を得て、やがて大学にはいる子供たちの学費の足しにするつもりだったのだ。

三・「○○すべき、○○ねばならない」と思いこむ

あなたには、人は「○○すべき」だという思いこみがあるはずだ。そしてその通りのことをしないと義憤《ぎふん》を感じてしまう。その人を叱るのは自分の権利であり、道徳上の義務だと考える。こうして次から次へと「○○すべき」とか「○○ねばならない」を繰りだして自分の怒りを駆りたてるのだ。たとえばジムにとっては「妻は犬をペットショップにあずけておくべきだった。彼女はビデオの使い方を覚えておかねばならない」というわけだ。

一つの出来事、二つの解釈

何かが起きると人は必ずそれについての解釈をする。次の例では、夫と妻は二つのまったく異なる解釈をしている。そしてその結果、二人の感情にも大きな違いがでてしまった。

夫のボブの話はこうだ――週末をすごすために妻のキャロルと町を離れた。ところがすでに独立しているキャロルの子供たちは、なぜか二人がもどる日にちを勘違いしていたらしい。二人が家にもどって留守番電話をチェックすると、キャロルの子供たちからのメッセージがたくさん残されていた。「どこにいるの?」「何回も電話してるのよ」「もどったらすぐ連絡してね」といった具合だ。

録音を聞いてすぐボブが思ったのは、「この子たちはなんだって母親の好きにさせてやらないんだろ

う。彼女をたよってばかりだな」ということだった。ボブはこうした否定的な思考をすると同時に、〝脅威〟も感じていた。自分の生活がキャロルの子供たちに邪魔されてしまうと思ったのだ。メッセージを聞き、彼なりの解釈をしたとたん、ボブのからだをアドレナリンがかけめぐった。心臓がドキドキし、血圧があがってきた。その状態を彼は、子供たちが何回も電話してきたせいで自分は怒ったのだと解釈した。

キャロルのほうはメッセージを聞いたとたんに「あの子たちったら、私たちに何か起きたんじゃないかと死ぬほど心配したのね。私がいつ帰るかはっきり言ってなかったのかもしれないわ」と思った。そう考えるうちに彼女の体内にもアドレナリンが放出されてきた。心臓がドキドキし、血圧があがってきた。彼女はその状態を、子供たちをこれほど心配させてしまったことに対する自責の念だと解釈した。

アドレナリンの放出を怒りと解釈したボブは、子供たちを叱りとばしたいという思いにかられた。キャロルはアドレナリンの放出を、子供たちによけいな心配をかけた自責の念と解釈したので、すぐに彼らに電話して心配いらないと知らせようと思った。

＊エクササイズ――考えてみよう

ここまでに読んだことを整理し、怒りは何よりも自分の思考から生まれることを確認するために、次の問いに答えてみよう。

1．**この一週間をふりかえって、どんな状況、どんな出来事で怒りましたか？**

2. そのとき、どんな否定的な思考をしましたか？
3. 2のかわりに、どんな客観的思考ができたと思いますか？
4. 現実に否定的な思考ではなく客観的な思考をしていたら、怒りにかられたでしょうか？

あなたが怒りの問題をかかえているとしたら、この四つの質問を冷蔵庫のドアなどにはっておくことをお勧めする。そして怒りを感じるたびに考えてみてほしい。そのうちにあなたの気づきの力が働き始め、自分が怒りを生みだしていることがわかってくるだろう。

あなたの怒りっぽさは生まれつき？

怒りっぽさというのは、遺伝子に組みこまれた生物学的なものなのだろうか。答えはイエスといえる。怒りっぽさには遺伝的な根拠があるのだ。血のつながった家族同士といえども、遺伝子の構成は一人一人違うので、同じ出来事に対しても、一方は腹を立て、もう一方はたいして気にしないで「何を騒いでいるんだ？」と不思議がるわけだ。

あなたが怒りっぽいのなら、遺伝的に怒りっぽい性質、気質をもっているのだろう。つまり、生まれつき感情が激しいたちで、そのために出来事に強く反応するのだろう。そして生まれつき衝動的なたちなので、出来事に即座に反応するのだろう。

しかし行動科学者キャロル・タブリスが言っているように「私たちがもつ遺伝的性向はどれも、より下等な動物の遺伝的性向と比べればずっと幅がひろい。遺伝子は私たちの反応の一定の幅を決定するだけで、その人がその幅の中のどこにおさまるかを決定するのは環境的な要因なのである」。

チベット仏教の尼僧ペマ・チョドロンは言っている。怒りっぽい人は感情の激しさと衝動的な性向を受けついでいるだけでなく、エネルギーが旺盛《おうせい》で、だからこそ「元気」なのだ。要は怒りを取りのぞくのではなく——それはあなたの一部なのだから——「怒りを正確に正直に見つめられるようになり」、怒りにかられて行動しないことだ、と。

あなたがたんに人より感情的で興奮しやすいからといって、必ずしも激しく反応して、声に敵意をこめたり、かんしゃくを起こしたり、罵倒したり、ふくれっつらをしたり、口をきかなくなったりするには及ばない、ということがもうわかってもらえたはずだ。ふくれっつらをしたり、怒りをぶちまけたりするのは、つまらなくて有害なことであり、人にも自分にも何の益もないとわかっただろう。たとえ怒りを感じたとしても、それを表に出す必要はないとわかったはずだ。あなたの怒りをコントロールするのはあなたの責任なのだ。それを認めなければならない。

かんしゃくを起こすのが当たり前になっている人

両親のどちらかあるいは両方が怒りの問題をかかえた家庭で育ったために、自分もそうなったという場合がある。思いどおりにならないとかんしゃくを起こしたり、口をきかなくなったりする父親を見て育った娘が、そのふるまいをまねるというのはあり得ることだ。娘が父親の遺伝的性向を受けついでいればなおさらだ。しかし彼女の興奮しやすさ、怒りっぽさの度合いがあまり高くなければ、その点で父親を見習うことはないだろう。

残念なことに、生まれつき興奮しやすく怒りっぽい子供に、怒りをコントロールする必要をだれも教えないという家庭もある。子供がかんしゃくを起こしても、だれもたしなめないのだ。その子のしつけを引き受け、罰として部屋のすみに立たせたり、やっていることをやめさせたり、自分の部屋で頭を冷やしなさいと言ったりする人がいない。そして何よりも肝心なこと、つまり怒りの原因になった状況を別の角度から見てみることを教える人がいないのだ。こういう子供は、大人になってからも怒ることで周囲をおさえつけようとする。

興奮しやすく怒りっぽい人は、いっしょに暮らしたり働いたりしている相手が怒りっぽいから自分もそうなったのだと弁解することがある。**ものごとが思いどおりにならないと怒るというのが、その人の当たり前の、標準的な行動パターンになってしまうのだ。**

怒りの研究によれば

一九五〇年代の中ごろから、怒りを内に秘めず、「すっかり出しきってしまう」ことが流行した。この考え方は、怒りを表に出すほうが精神衛生上のぞましいと説く、多くのヘルスケア専門家に支持されていた。抑圧された怒りは高血圧、各種の潰瘍《かいよう》、それにひょっとしたら乳がんをも引きおこす可能性があるというのだ。また、うつ病は怒りが内に向かったものだから、怒りに耳をかたむけ、表に出さなければならないとも言われた。

研究によれば、たしかに怒りは血圧を高め、心臓に負担をかける。しかし、潰瘍は抑圧された怒りの結果ではないことも研究によって証明された。潰瘍の九〇パーセントは細菌が引きおこすのだ。抑圧された怒りと乳がんとの関係については、そのつながりを示す研究は一件だけで、その研究も患者の女性たちが感じている人生への絶望感、無力感、憂うつといった他の多くの要素を考慮に入れてないため、多くの反論が出されている。さらに、うつ病というのは内に向かった怒りではない。体内の生化学的な不均衡やさまざまなストレス要因がうつ状態を招くのである。

人が怒りを表に出すのはまわりへの効果があるからだと証明した研究もある。怒りは生理学的な必然ではなく、自分の思いを通すための、学習された戦略なのだ。

声のトーンを上げてわめくことで怒りを表現しても、怒りはしずまらないし、実際には表に出すことでさらに怒りが高まることが多い。その上いつも怒りを表に出している人は、それが習い性になってしまう。安易に怒れば怒るほど、ますます怒りのタネが目につくようになるのだ。朝のうちに怒ってしまうと、その日はずっと怒りっぽいまま終わるだろう。怒りはさらなる怒りを呼ぶのだ。

怒りすぎることは、相手の自尊心ばかりかあなたの自尊心も傷つける。かんしゃくを起こしたあと、たいていの人は自分が嫌になる。かんしゃくを起こされた人が嫌な気分になるのはもちろんだ。そして、怒りっぽい両親のもとで育った子供は長く情緒不安定に苦しむことになる。

ネガティブな思考でエネルギーを補給し続けないかぎり、怒りは長続きしない。夫あるいは妻ととげとげしい口論をしている時に電話が鳴ると、あなたは明るい声で「もしもし」と出て、友だちと楽しく話す。ところが電話をきったとたん、また怒りがこみあげてきて口論を再開することがある。これは、ネガティブな思考がむらむらとよみがえってくるからだ。

怒りをすぐ表に出す人は、怒りをおさえられる人に比べて寛容さと柔軟さに欠けている。怒りで頭がいっぱいなので、ほかの選択肢やほかの見方に耳をかしたり目を向けたりできない。理解しようとしないのだ。

どなりちらしわめきちらしたあとは、実際にすっきりすると言う人がいる。これは生理的な興奮状態がおさまり、心臓の鼓動がしずまったり、血圧が下がったりするからだ。しかし生理的な興奮状態をしずめるためにどなったりわめいたりするのは、それによってすっきりするという習慣を、学習によって身につけたにすぎない。楽しく散歩したり、音楽を聞いたりしても同じ効果は得られるのだ。

たいていの人は、男性は女性より怒りっぽいと信じこまされてきた。男性は暴力的な行動にはしりがちだが、女性も怒りを表現する点にかけては負けていない。しかし、たしかに男性のほうがへそを曲げることは多いし、恨みを長くひきずるようだ。

人は配偶者、子供、同僚など自分と同等あるいはそれ以下とみなす相手に怒りをぶつけることが多い。上司、銀行家、弁護士、医師など自分より力のありそうな相手に対しては、怒りをおさえる傾向がある。**それなら、人がいちばん多く怒りを爆発させる場所は? 残念ながら家庭なのだ。そしていちばん意識して怒りをコントロールするのは職場である。**

怒っていい時なんてあるの?

こんな言葉を目にすることがある。「あなたは怒りをはき出す必要がある」これは良くないアドバイスだと思う。人のからだの中に「怒り」とラベルをはった保存箱があるわけではない。前にも書いたように、あなたの思考が怒りを生むのだから。否定的な思考を断ちきれば、怒りは消えるのだ。

「怒っていい時はあるのか?」この問いは数百年来の論争の的である。イエスと言う哲学者、倫理学者もいるし、ノーと言う者もある。しかし彼らの多くは言葉をにごしてきた。

怒りというのは一つの感情だ。私は、あらゆる感情はときには表出されるべきだと考えている。感情は私たちの人格の一部であり、ときには怒ることが相手を納得させるのに役立つこともある。しかし、怒りは絶対にコントロールされていなければならない。怒りはつねに理性をともなって表現されなければならない。

だからむしろ問うべきは、「どんな時に、どの程度怒っていいか?」ということだろう。

六歳の息子が道へとびだしたとする。その瞬間あなたはぞっとして、まず間違いなく怒るだろう。今まで何度も何度もいけないと言ってきたのだから。怒りをこめて厳しく「もう絶対にボールを追いかけて道へとびだしてはだめよ」と言えば、子供も肝《きも》に銘《めい》じることだろう。

一五歳の息子が酔って帰ってきたら、あなたは何らかの怒りを感じるはず。これは当然のことだ。でも息子が酔っている時に怒りをむきだしにするのは、どちらにとってもあまり得策ではない。次の日になってもういちど前夜の話をしているうちに、あなたはきっとまた怒りがこみあげてくるだろう。彼に腹を立てていることを知らせるのは、「私はあなたを気にかけているの。心配しているの。あなたのしたことはいけないことよ」というメッセージを伝える一つの方法だ。

夫が浮気していることを知ったら、あなたは怒りを感じるだろう。自分をおさえきれず、金切り声をあげてわめくかもしれない。でも夫の両親や上司に電話をかけたり、寝ている子供を起こして、父さんは母さんを裏切ったのよと言うことまではしないはずだ。

分担した仕事を同僚がちっとも完成させず、おかげであなたの仕事が期日に遅れそうになったら、あなたは同僚に自分のいらだちを伝えたいと思うだろう。しかしこの場合も、理性を失うことなく話をすすめようとするはずだ。

そもそも怒りを表に出すことはよいことなのかという問題については、これからも論争が続くだろう。しかしかりに怒りを表に出すとしたら、そこには絶対に理性がともなっていなければならない。

聖アウグスティヌスも平静さを勧めてこう言っている。「正しく、理にかなった怒りでも、それを心に入りこませるより閉めだすほうがいい。どんなに小さな怒りであってもだ。いったん心の中に入れてしまうと、追い出すのはむずかしいものだ。はじめはほんの小枝であっても、すぐに梁《はり》のような大きさになってしまうから」

「内向する怒り」と「外向する怒り」

普通は一人の人にもいくつかの怒りのスタイルがある。外向するスタイルは、わめく、叫ぶ、毒づく、どなる、家具をける、ドアをバーンとしめるという形をとる。内向する怒りは、ふくれっつらをする、すねる、恨む、口をきかない、引きこもるという形をとる。

カールは部下のロージーに、データ通信について知っているかときいた。ロージーはあまりよく知らないけど調べてみますと答えた。二週間後カールがロージーの勤務表を見ると、データ通信に関する調査として二〇時間が記録してあるではないか。彼は怒りくるった。ロージーにどなりちらし、いったいどういうことだとわめいた。こんなことをしろと言ったおぼえはないぞ！　と言うのだ。

ロージーもかっとなった。でも彼女は何も言わなかった。だまって車のキーを手に出て行った。そしてそれから三日間病欠をとり、二週間後には退職を申し出た。

カールのその日の怒りは外向する怒りだった。ロージーの勤務表を見て彼はいくつも否定的な思考をし、脅威を感じ、アドレナリンが出てきて、そして残念なことに自分を爆発させてしまった。

ロージーの怒りのスタイルは内向性だった。カールが勤務表のことで彼女につめよった時、彼女もいくつもの否定的な思考をめぐらせ、脅威を感じ、アドレナリンが出てきて、そして残念なことに心をとざして引きこもってしまったのだ。

あなたのスタイルはどちらだろう？　職場では怒りを外向させるか、それとも内向させるか？　家で家族といる時はどうだろう？　目上の人に対しては？　同僚に対しては？

残念ながら、外向する怒りも内向する怒りも生産的とはいえない。いちばんいいのはどのようなスタイルかって？——あなたのＳＡの力を働かせ、怒りをコントロールし、調節し、加減することだ。

冷静になる

私も昔は怒りっぽかった。今ではそのことを大いに反省している。キーがないと言っては怒っていた。「私のキーがない。どこ？　いっしょに探してよ」とわめきながら、家中かけまわっていたものだ。みんなが手をとめて私のキーを探してくれるのが当然と思っていた。ちらかしっぱなしの子供たちにもよく腹を立てた。教会へ行けば、しつけの悪い子供の親たちに腹が立ったし、約束の時間に修理にこない業者にも怒った。自分の怒りにさんざん手こずったからこそ、怒りっぽい人たちがどんな問題に直面しているかがよくわかるのだ。すべての痛みを経験しなければ人を助けられないと信じているわけではないが、ときには経験が役にたつこともある。

怒りの問題をかかえた人を見ると、私はたいてい怒りをコントロールするいくつかの方法を伝授してあげる。あなたもいちばん気に入った方法を選べばいい。ただし、必ず一つはやってみてほしい。どれでもいいから続けていけば、怒りにあなたがコントロールされるのではなく、あなたが怒りをコントロールするようになるはずだ。

●「私は自分自身を、私の否定的な思考を、そして私の怒りをコントロールしようと決めた」

怒りのコントロール法を学ぶにあたって、もっとも大切でありながら無視されてきたことは、怒りが生じるような状況に直面する前にするべき作業だ。興奮しやすくて怒りっぽい人は、何かあれば一秒もしないうちにもう怒っている。だから、怒りっぽい人に怒る前に一〇秒数えなさいと言ってもうまくいかないのだ。一つと数える前にもう怒っているのだから手遅れである。

何の準備もせずに、いきなりマラソンを走る人はいないだろう。怒りについても同じことだ。怒るようなことが起きる前に、怒りをコントロールできるようにしておくべきなのだ。

私がいつも勧めるテクニックの一つは、一日に何千回でも自分に向かって「**私は自分自身を、私の否定的な思考を、そして私の怒りをコントロールしようと決めた**」と言うことだ。これを朝ベッドから床に足をおろした時から始めるのだ。シャワーを浴びながら、歯をみがきながら、通勤通学の途中で、休憩中にもくりかえす。考えなくてもできることをする時はいつも、この決意の言葉をくりかえすのだ。

四、五日もすると、あなたは大きな変化に気づくはずだ。今までなら真っ赤になって怒っているはずの状況にでくわしても、違った反応をしているはずだ。

つまりこういうことである。だれかがあなたの邪魔をする。あなたはすぐに「なんてずうずうしい！」のような否定的な思考をする。この一秒もしないうちに現われる思考に続いて、生理的な興奮が起こる。

ここでもしあなたが先ほどの宿題をちゃんとやっていれば——つまり一日に何千回も決意の言葉をくりかえしていれば、「私は自分自身を、私の否定的な思考を、そして私の怒りをコントロールしようと決めた」という言葉が自然と頭にうかんでくるはずだ。この言葉が、それ以上の否定的な思考をストップさせ、生理的な興奮をしずめ、あなたを冷静にしてくれるのである。

ロンという男性の言葉。

「私は怒りの問題でセラピーを受けました。まだ四六歳だというのに心臓発作を起こしたんですよ。自分の心を落ち着かせる必要がありました。私がしょっちゅう怒りくるうせいで、妻は離婚を考えていたし。

何回頼んでもセールスマンがきちんと対応しないんで、かんしゃくを起こしたことがあります。必要なものを持たずに来たセールスマンには頭にきて、ひどい言葉を投げつけました。私は嫌なやつでした。『いったいいつから家に出入りしてるんだ！　なんでちゃんとできないんだよ！　何回同じことを言わせるんだ！』なんてね。自分がどれほど馬鹿なことをして、人にどんなひどいことを言っていたか思い出すと冷や汗がでます。

あの言葉を一日に何千回もくりかえせと言われた時は、正直いってうまくいくわけないと思いました。こんなに簡単にかっとなる人間が、一日に何千回か言葉をくりかえしたところで、おとなしくなるもんかってね。でも、とにかくやってみました。そうしたら、本当だ！　うまくいった！　ですよ。

二、三週間して、あなたが教えてくれたもう一つの言葉に変えました。『**私は一瞬一瞬を、素直に、落ち着いて、意識的にすごしていこうと決めた**』です。何ヵ月かすると職場の連中が、このごろ君がかんしゃくを起こすのを見たことがないね、と言いにくるようになりました。前は毎日のようにキレてましたからね。それが去年は一度もなしです。声を荒げることがないわけじゃありませんが、それはちゃんと考えてやったことでね。われを忘れてかんしゃくを起こすことはなかったですよ」

●「フェアウェイの一〇メートル以上むこうまでクラブを投げたものです」

一つの言葉をくりかえすことで怒りをコントロールできるようになった人の証言をもう一つ紹介しよう。トムという男性の話である。

「私は怒りくるうと、手近にあるものに当たりまくる人間でした。道具をたたきこわし、車をけとばし、ゴルフのクラブをほうり投げたものです。フェアウェイの一〇メートル以上むこうまで投げて、林に入れてしまったこともあります。人を捜しにやらなきゃなりませんでした。だれがいっしょだろうがおかまいなしでしたね。そのあげくに口をきかなくなるんです。

裏庭で芝刈り機が動かなくなったことがあります。とにかく、うんともすんともいわないんです。しまいに私はハンドルをつかんで芝刈り機をパティオの鉄の柱にたたきつけました。それからハンドルと車輪をひきちぎったんですよ。あとで隣りのご婦人に、ずっと見ていたけれど芝刈り機をぶっこわした人ははじめて見た、と言われてしまいました。

それよりあとのことですが、妻と二人で旅行に行ってとても混んだ通りを歩いていましてね。どこかの子供が皿にのったものを食べながら歩いていて、すれちがおうとしたら私たちの道をふさいで悪態をつくんです。私はそいつの皿を取りあげて顔にたたきつけてやりました。私は、運転している時に車からとびだして行って『やる気か？　よーし、やってやろうじゃないか』なんて言うタイプの人間でした」

トムは妻とともに結婚生活のカウンセリングを受けにきたのだった。そして私のセラピーグループに加わることになったのだ。

「なぜそのグループに入れられたのかわかるまでに三ヵ月ほどかかりましたよ。私は何でも妻や他人のせいにしていましたから。ある夜のセッションで私の怒りのことを話したら、あの『私は私自身を、私の否定的な思考を、そして私の怒りをコントロールしようと決めた』という言葉を一日に何千回も言えと教えられました。『どうしてもっていうならやるけどね』という感じでしたよ。

二、三週間後に**『私の人生も、ほかのだれの人生も、怒りのせいで破滅させはしない』**という言葉に変えました。毎日シャワーを浴びながらゆっくり言っています。鏡の前でひげをそる時にも言います。会社にいても、車に乗っていても、家のまわりで何かしていても、興奮してくるとその言葉を口にしています。これから先も一生言い続けることになるんじゃないかな。

怒りをコントロールすることで、今年のクリスマスはひさしぶりに楽しいものになりました。怒りのコントロールは、私の人生に喜びをとりもどしてくれたんです」

この二つの例を見てわかるように、どちらの男性も深刻な怒りの問題をかかえていた。決意の言葉を一日に数千回も規則的にくりかえすことで、彼らは否定的な思考をおさえ、怒りを爆発させるという自動的な反応パターンを変えることに成功したのだ。

ほかにもこんな言葉が有効である。

「私は怒りをコントロールし、気づきを高めようと決めた」

「私は怒らないと決めた。自分をコントロールすることに決めた」

「私は忍耐強い人間だ。私は思いやりの心を実践する」
「私を怒りに駆りたてているのは、状況に対する自分の解釈だ」

●慈しみの心を育てる

仏教では、他者の幸福を願う慈しみ（メッタ）の言葉をいつも朗唱していれば、いつか恨みと憎しみが人生に占める部分が小さくなると信じられている。そのような慈しみの言葉を二つあげておこう。左の二つの詩句のどちらかを選んで、（後者のほうは呼吸とともに）一日中言ってみてごらんなさい。

私が幸せになりますように、私に平安がありますように
あなたが幸せになりますように、あなたに平安がありますように

（息を吸いながら）私は知っている、怒りは私を醜くする
（息を吐きながら）私は怒りでゆがめられたくない
（息を吸いながら）私は知っている、自分を大切にするべきだと
（息を吐きながら）私は知っている、慈しみこそが唯一の答えだと

（ティク・ナット・ハン『いまこの瞬間、すばらしい瞬間（*Present Moment Wonderful Moment*）』より）

●×印で結果を記録する

これから怒りのコントロールを実践しようという人に、むっとしたり、かんしゃくを起こしたりする

たびにカレンダーに×印をつけてくださいと言うことがある。怒ってしまうたびにマークをつけることで、あなたはSA＝気づきの力が高まり、責任を自覚する。それにこうすれば、あなたの怒りのせいで自分や周囲の人がみじめな思いをする日がいったい月に何日ぐらいあるかが一目でわかる。

これと似たテクニックに、「怒りの日記」をつけるというのがある。いつ怒ったか、そのときどんな否定的な思考がうかんだか、だれに怒りを向けたのか、どうしたら状況を変えることができたと思うかを、単純に書きとめておくのだ。この方法でも、あなたの認識と自覚が怒りのコントロールへと導いてくれる。

●「私は少しいらだっている」

私は、「もう怒ったぞ」とか「頭にきた」とか「もう、うんざりだ」とわめくかわりに（どれも相手に怒りをぶつけると同時に自分で怒りをエスカレートさせる言葉だ）、「私は少しいらだっている」と叫ぶようにとアドバイスすることがある。あなたも今すぐ頭の中で言ってみてごらんなさい。

いくら大声で「私は少しいらだっている」と叫ぼうとしても、この文句ではあなたの怒りは高まらないだろう。逆に脳のスイッチがはいり、我にかえって苦笑するはずだ。

私たちはだれもが死――心臓発作、動脈瘤《どうみゃくりゅう》、呼吸停止、自動車事故など――の五分手前にいる、と言った人がいる。ネガティブな思考がうかんできたら、「この出来事はそれほど重大なことだろうか。こんなに興奮する価値があるのだろうか。私がほかの神の子に対して、意地悪で醜くなるほどのことだろうか」と自分に問いかけてみてほしい。

ほかのだれかの怒りに対処する時

あなた自身は怒りの問題をかかえていないが、怒りっぽい配偶者、上司、同僚がいたらどうすればいいだろう？

あなたをどなり、ののしっているのが夫あるいは妻だったら、まず頭の中で「**この人は私を脅えさせ、おさえつけようとして怒り始めたんだ**」と何度も言ってみる。これを言うことで、あなたは頭の中がまっ白にならずにすむ。そしてこの言葉はすぐに、あなたを「**公平な観察者**」にしてくれる。いったんこの態勢になれば、あなたは自己防衛に走ったり、相手の悪口雑言に挑発されたりすることはないはずだ。

怒りくるっているのが上司だったら、相手の言葉をよく聞こう。その人の批判にとくに妥当性も正当性もないと確信したら、「おっしゃることについては、自分でもよく考えてみます」と言えばいい。相手の怒りがおさまってから、もう一度その話をもちだして、二人で問題を話し合うのだ。

相手の言い分にも一理あるということなら、相手の正しい点は正しいと認める。たとえば「報告書の提出がいつも遅くて、しかも間違いだらけじゃないか」と言われたら、「たしかに遅れましたし、ミスもしました。これから気をつけます」と言うのだ。**相手の正しい点を認めるのは、あなたに怒りを向けている人を落ち着かせる即効薬だ。**

あなたに腹を立てているのが同僚や友人といった人だったら、相手の言い方でなく、その内容を注意深く聞こう。「あなたの言うことはわかります」と言葉をはさむと、相手が冷静になることもある。自分の話をあなたがちゃんと聞いていると伝わるからだ。それにこうして言葉をはさめばあなたも時間をかせぐことができ、自分に良くない点があるかどうか考えることができる。

相手がふくれっつらとだんまり作戦で怒りを表現するなら、あなたは友好的な態度で「私、この問題を何とか解決したいの。話をする気になったらいつでも言ってね」と言えばいい。そして相手のことを考えるのはやめて、自分と自分の生活のことに集中するのだ。相手のほうから近づいてきたら、もちろん気持ちよく応じればいい。人間関係が修復されたら、今度何か問題があったらもっと早めに話してほしい、話し合わなければ厄介な状況は解決できないのだから、と言っておこう。

怒りが招く結果をいつも忘れないでいよう

怒りの問題をかかえていて、もう二度と怒りに我を忘れたりするものかと誓う人はたくさんいる。**そして数日後には誓いを破ってしまう。**破るつもりはないのだが破ってしまう。ちゃんと宿題をしていないからだ。決意の言葉をくりかえし言っていないし、慈しみの言葉を唱えてもいない。カレンダーに×印をつけたり日記を書いたりしていない。あるいは「私は少しいらだっている」という言葉を使っていないのだ。

毎日忙しすぎるから、これ以上新しいことはしたくないという人がいる。でもフライフィッシングやテニスをどうしても上手になりたいと思えば、だれでもひたすら練習するはずだ。怒りのコントロールだって同じことである。

忘れないでおいてほしい。あなたが怒ってばかりいると、まわりの人はあなたを恐れ、嫌うことになる。あなたの怒りは彼らの自尊心にとって耐えがたいものだし、あなた自身の自尊心にとっても耐えがたいことだろう。その上、あなたが怒ってばかりいると周囲の人はあなたがいつ怒りだすかわからないから、だんだんあなたを信頼しなくなる。

怒っているあなたは、自分からあらゆる愛の可能性を閉めだしている。怒っている時に人を愛することはできないし、人もあなたを愛することができない。そしてやっとかんしゃくがおさまった時には、その償いをするというよけいな仕事が待っている。しかも、まわりの人はあなたがまたかんしゃくを起こすかもしれないと疑うから、回を重ねるたびに償いもむずかしくなっていくのだ。

自分に問いかけてみよう。

「どうして私は、自分の自尊心も人の自尊心も台無しにするような行動を続けるのか?」
「どうして私は、人に恐れられ、嫌われ、信用されず、尊敬されず、愛されないことを望むのか?」

くりかえしによる条件づけと努力を続けることで、あなたは怒りをコントロールできる。そして怒りをコントロールすることで、あなたは自分のＳＡをフルに高めた状態に近づいていくことができるのだ。

第5章
日々の苦しみや失望にどう対処するか？

苦しみや失望を感じることなく、人生を生きぬく人はいない。これは釈迦《しゃか》が説いた、崇高な真理（四聖《ししょう》諦《たい》）の一つだ。生きることは苦しむことだ。人生は苦悩だ。

自分のまわりを見回してみると、だれもが苦しみをかかえて生きている。肉体的な苦痛もあれば、精神的な苦痛もある。子供の死、慢性的な病気、配偶者の死、親の死、夫の浮気、失業、離婚、友人とのもめごと、金銭問題、裏切り、訴訟、手におえない子供、アルコール依存、自動車事故、骨折、がん、不妊、義理の家族とのごたごた、「老いた親の介護……。私の友人たちがかかえている苦悩だけで本が数冊、私のもとにセラピーを受けにくる人たちの苦悩をとりあげれば、さらに一〇冊は書けるだろう。

その上、人生にあるのは大きな苦悩だけではない。毎日の生活には、小さな障害があちこちに転がっている。たとえば、子供が宿題をしない、トイレが詰まった、仕事を休んだのに電気の業者が修理にこない、一四歳の息子が家の車を勝手に乗り回す、母親が口やかましい、連れ合いがセックスを拒む、車が故障した、暖房用のヒーターがこわれた、友人がソファにタバコで穴をあけたのに、知らん顔している……。これが人生だ。

何ヵ月か何年かは順調な時もある。「すべてうまくいっている。このところ数ヵ月、嫌なこともあまりない」と思うこともある。

でもそんな人生に苦しいことが起きた時、あなたはどう対処するだろう。腹を立てるのだろうか。泣くのだろうか。自分の殻にとじこもって、ふさぎこむのだろうか。それとも一歩一歩前に進んで、人生を歩み続けるだろうか。何か新しいことに気持ちを集中させるのだろうか。「なんで私の上にふりかかるんだろう」「人生は不公平だ」といつまでもそのことばかり考えているのだろうか。本を読んだり人と話したりして、新たな見識を得ようとするだろうか。神に助けを求めるだろうか。セラピストの力を借りるだろうか。あるいは考えまいとして、悲しみを忘れようとするのだろうか。

苦しみにどう対処するか、それが重要なのだ。それによって、あなたのSA＝気づきの力は高まることもあれば、低下することもある。

一一年間頭痛に悩む女性

アマンダは、もう一一年以上ずっと頭痛に悩んでいる。痛みは毎日おそってくる。頭痛が始まったのは一九八〇年代のはじめで、八〇年代の終わりには毎日のことになった。はじめのうちは、ストレスのせいだと思っていた。十代の子供が三人に手のかかる幼稚園児が一人いるうえ、フルタイムでやっていたグラフィック・デザインの仕事もきつかった。市販の薬をたくさん飲み、痛い頭のことは忘れようとした。

「朝、目をあけると、もう痛いの」とアマンダは言う。「シャワー・ルームに行く途中で薬を飲んで、『シャワーを浴びればよくなる』と思う。シャワーのあとには、『きっと何か食べれば治る』とね。仕事にとりかかると、『コーヒーを飲もう。そうしたらよくなる』と考える。

それでもだめだと、『まだ治らないけれど、お昼を食べたらたぶんよくなる』と自分に言いきかせる。でもしまいには、もう頭痛を忘れるなんてできなかった」

医者は、アマンダにサイコセラピストによるバイオフィードバック療法を勧めたり、精神科医を紹介したりした。「精神科医は、いろいろな薬をいろいろな用量でためしたわ。でもどれも効かなかった」とアマンダは言う。

大学で行なわれる痛みの対処法のプログラムにも参加した。そこで受けた物理療法のセラピストは、問題は筋肉にあると考えて、彼女に背中の筋肉の運動を指導した。痛みに関する専門家たちは、彼女を週三回エアロビクス教室にも通わせた。どれも効果はなかった。

アマンダは副鼻腔《ふくびくう》がゆがんでいたので、もしかしたらそれが頭痛の原因かもしれないと医者に言われ、鼻の手術も受けた。「あの鼻の手術の痛さは、今までいちばんだった」とアマンダは言う。「それで頭痛は治らなかったんだから、最悪」

「視神経が原因かと思って、眼科にも行ったわ。あごの関節の機能障害かもしれないと、歯医者にも行った。MRIによる検査を二回受け、CTスキャンの検査もしてもらった。

頭痛専門の診療所に行くと、今度は薬を制限してチラミン〔訳註・アドレナリンと似た作用のある交感神経興奮性アミン。麦角、熟成チーズ、ビール、赤ワインなどの物質中に含まれる〕を摂《と》らない食事療法。だけど今でもずっと頭が痛いの。テーブルの上にのって、犬みたいに吠えろと医者が言うなら、私はその通りにするだろう、と思うこともある。

鍼《はり》治療もためしたわ。アレルギーの専門医にもかかったし、カイロプラクティック、反射療法《リフレクソロジー》、催眠療法、それにマッサージ治療も何回かうけた。それこそ霊能者まで訪ねたのよ。リラクセーション療法もためしたし、頭痛に処方される薬なら、ありとあらゆる薬をためした。牧師様にも相談したしね。今は、治療をあきらめないように、グループセラピーに参加してるの」

一年半前、アマンダは仕事を辞めるはめになった。

頭痛についてはどうしているのかとたずねると、彼女は泣きだした。そして涙を流しながら、半分笑って答えた。「泣くしかないわね。困るのは、泣くとよけいに痛くなることよ」

それからこんな話もした。「ベッドに行く時は氷嚢《ひょうのう》を持って行くの。痛い頭で本を読んだり、首のストレッチ運動をやったり。それに一日に百回くらいお祈りをしてる。『どうか神さま、この痛みを取ってください。もうたくさんです』ってね。頭痛にイライラしてくると、わざと家事に励んでみたり、娘を体操に連れて行ったりして。それに熱いシャワーを頭から浴びることもある。家族は頭や首のマッサージをしてくれる。今は、まあ妥当だろうと思うことなら何でもやってみるわ。それで奇跡を待っているの」

アマンダとのつきあいは、もう一五年になる。彼女が結婚して子供を産んで、はじめてデザイナーの仕事をするのをずっと見守ってきた。私はアマンダが好きなので、時々、子供のように「神さま、今日は私がアマンダの頭痛を引き受けます。だから彼女に一日お休みをあげて」と祈ってあげたくなる。だが、そうはいかない。私たちには、他の人の苦痛を代わってあげることはできないのだ。でもそばにいて慰めたり、力になったりすることはできる。神に祈ることもできる。夕食をつくってあげたり、横にすわって手を握ったり、足をさすってあげたり、それにいっしょに聖書を読むことや、彼女の頭痛を治す新しい治療法はないか、インターネットで捜してあげることはできる。そういった努力が、アマンダの痛みを和らげることもあるだろう。しかし結局は、だれでも自分の苦痛には自分で立ち向かわなければならないのだ。

＊

「前の上司は、とてもよかった」マリーという女性の話だ。

「だれからも尊敬されていたし、私の仕事を高く評価して、私のことをできる部下と思ってくれていました。ところが彼女が転勤して、私は新しい上司の下に配属になったんです。今度の上司はものすごく気難しい人で、仕事がしにくいったらないの。まるで私は無能で何もきちんとできないとでも言うような態度で、何かにつけて私の仕事に口出しします。彼女が私にいやみを言わない日や、私をバカ扱いしたメモを送りつけてこない日は、一日だってないくらい。

今の仕事は好きだから、辞めたくはありません。でもこの上司のせいで、仕事が大きなストレスになってしまって。私の対処法？　あの人の失礼な発言は無視するようにしています。覚悟を決めて、彼女の気に入られようと残業することもあります。どれだけ勤勉な人間か見せようとして。それに『彼女がどう思おうと、私はいい人間だ』と自分に言いきかせます。夕方、姉に電話して愚痴をこぼすこともあります。職場で私に好意的な人を数えたり、時々、前の上司といっしょに昼食をとったりしています。自分に自信をとりもどさせてくれるからです」

＊

匿名の電話がかかってきて、夫が浮気していると知らされた時、ジョーンは息もできなかったという。

「うすうす気づいていたことが、その電話で確認された思いでした」と彼女は言った。

「いつもおおらかだった主人が、とげとげしくなっていたんです」ジョーンが朝、なぜそんなに早く仕事に出かけるのかとか、何時に帰る予定かとかたずねると、夫はお前には関係ないだろうといった態度を見せた。「新しい服を自分で買ってきたりもしました。セーターやズボン、それにテニス・シューズとかローファーとか」ジョーンが自分や子供の話をしようとしても、夫は関心がない様子だった。「私も仕事が忙しかったから、そんな変化をたいしたことはないと片づけていたのだと思います」

その電話があってから、ジョーンは夫がかけた長距離電話の請求書を確認するようになった。小切手帳の控えやクレジットカードの請求書も注意して見るようになった。すると、花屋からの請求やレストランからの請求があった。「私は行っていないレストランや、受けとった覚えのない花のね」とジョーンは言う。

彼女は、はじめ自殺も考えた。「私にはどういうことかわからなかった。夫婦関係はうまくいっていると思っていましたから。主人だってそう言っていたし」

ジョーンにつめよられて夫はしぶしぶ浮気をやめたのだが、彼は二人の結婚に終止符をうつ気はまったくなかったという。そしてジョーンにプレゼントをして謝り、何とか安心させようとした。彼女が腹を立てて、がみがみと噛みついても、彼はだまって聞く。けっして言い返そうとせず、ただすまなかったと謝り続けた。

それから二、三年後、浮気の話を持ち出すことがだんだん減ってきたとジョーンが話した。「現に、けんかをしても、浮気のことにふれずにいられます。心の痛みがすっかり癒えたわけではないけれど、どうして主人は私にあんな仕打ちをしたのかしらと、そればかり考えている自分からはもう卒業しました」

＊

ジェイクという男性は、また別の苦しみをかかえている。妻が家を出て、離婚を求めているのだ。

「はじめは、女房のやつめ、ばかなことを言って、最近離婚した友だちの影響を受けすぎているんだと思っていました。でもグループセラピーを受けるうちに、いっしょに暮らす相手として、自分がどれだけ気難しい人間だったかがわかってきました。

ずいぶん泣きました。一所懸命自己分析もしました。人と話したり、本を読んだりもしました。そしてグループセラピーが、これまでの思い違いに気づかせてくれたのです。私は怒りすぎていた、横暴すぎたのだとわかりました。結局、妻は失いましたが、私は人間的に成長していると思います」

日々の苦しみに対処する人たち

肉体的な苦痛、精神的な苦悩——ここに登場した人たちは、どのように対処していただろうか。彼らの話から何が学べるだろう。この先、彼らはどうなるだろう。

アマンダはいろいろな方法をためして、頭痛対策に取り組んでいる。一人の医者にかかって、五、六ヵ月そこの治療を受けてみて、効果がないと他の方法をさがす。何か自分の知らない方法を聞いたことがないか、人の知恵を借りようと相談する。頭の痛さを忘れよう、他のことに集中しようとして、無理やり一日の仕事をこなすこともある。夫がかかえる問題に耳をかたむけ、病気の友人のために料理をつくる。庭の草取りもする。希望をもとうと、祈りの力をかりる。それでもときには痛みに負けて、すべてを放り出してベッドに倒れこむこともある。

マリーは、気難しい上司の下で働くつらさを何とかするために、一所懸命仕事に励んだり、上司の失礼な発言を無視しようとしたり、時々、自分の言うことが理不尽かどうか、姉に愚痴をこぼしてたずねてみたり、また、「あなたはいい人じゃないの」と自分に言いきかせたり、自分に好意的な人のことを思い出してみたりしている。

ジョーンは夫の浮気のあと、何とか彼を信頼しようと苦しんでいる。たぶん以前とまったく同じように信じることはできないだろうが、時がたつにつれ、信じる心は少しずつもどるだろう。ジョーンは、夫も自分も変わったと言う。夫は前より優しくなり、献身的になった。以前よりも多くをわかちあおうとするし、彼女を優しく抱くことも多くなった。一方ジョーンは、非難がましい口をつつしむようになった。「それまでは言いたい放題で、非難しすぎていたと思う」とジョーンは言っている。彼女は働く時間を減らし、もっと自分のためのことをするようになった。「ずっと尽くすばかりだったから。お手伝いさんみたいに、まさに馬車馬のように働いてきました。でも今は、もっとバランスがとれています」

ジェイクは、結婚生活を守ることはできなかったが、何がいけなかったのか――生活をともにするには、自分がいかに難しい相手だったか、いかに横暴で怒りっぽい人間だったか――を理解することで、心の痛みを乗り越えようとしている。本を読んだり、人の話を聞いたり、グループセラピーを受けたりして、自分が変わることで心の痛みをやわらげようと努力しているのだ。

失望して人生を投げ出す人たち

残念なことだが、心の痛みがいつも頭を離れず、いつまでもそのことばかり考えている人もいる。たとえば大学の中途退学、事業の失敗、失業などを経験すると、彼らはその経験を乗り越えることができないようだ。失望した出来事を忘れることができない、いや、**忘れようとしない**のだ。

マーガレットという女性の夫は一〇年前、彼女と三人の子供を捨てて出て行った。会社で社長に就任するという発表があった週に、家を出て離婚手続きの申請をしたのだ。三ヵ月後、彼は秘書とともに遠くに引っ越し、新社長の座についたという。マーガレットの心はずたずたに引き裂かれた。生活はがらりと変わった。懸命に働いて、母子家庭の母親として子供たちを育て上げなければならない。捨てられた妻という屈辱に耐え、今後の人生について考え直さなければならず、夫を愛する気持ちもおさえこまなければならなかった。

マーガレットは子育てに全身全霊を注いだ。新たな土地に引っ越して、新しい友人をつくり、散歩にも出るようになった。今では楽しんでできる仕事について、何人かの男性とデートもしている。見たところでは、彼女は悲しみを乗り越えて、しっかりと人生を歩んでいるようだ。

しかし、彼女と話せば離婚した夫の話になる。「どうして男の人は、さっさと荷物をまとめて、家族を残して出て行くことができるのかしら」と。少しの間しかマーガレットといっしょにいないと、彼女の夫が家を出たのはまるで一、二年前のことのように思えてくる。とても一〇年も前の出来事とは思えない。

ルイスという男性は一二年前に解雇された。優秀な従業員だったが、職場の管理体制が変わり、彼は旧体制の一員だったのだ。別の職を見つけることはできたが、前の仕事ほど給料がよくてやりがいのある仕事ではなかった。ルイスと話をするたびに、前の会社が彼にいかにひどい仕打ちをしたか、必ず悪口を聞かされる。私は彼と話していて思った。「もう十分苦しんだでしょうに。どうして頭の中の『あいつら』を相手に、闘い続けようとするのかしら。自分をみじめにするだけなのに」

前の仕事をしていた時は、自分にプライドや自信をもつことができた。そしてその職を失った時、彼の自尊心はひどく傷ついた。だからその会社との闘いは、彼の自尊心の問題なのだ。ルイスにわかっていないのは、頭の中で闘いを続けることにより、自分で悲しみを深め、心の傷を大きくしているということだ。

マーガレットとルイスは、ずっと昔の出来事のために、いまだに苦しんでいる人の典型的な例だ。つらい状況に追いこまれた時、二人とも生活を立て直すためのことはしたけれど、いつまでも頭の中でこだわり続けているために、自分自身は立ち直れていない。自分では気づいていないが、SAの力を働かせていないので、自ら苦しみ続けているのだ。

「石を捨てろ！」

苦しみから抜け出せないでセラピーにくる人に、私はよくこんな話をする。

男が一人、片手に大きな石を持って、泳いで川を渡ろうとしていました。川の中ほどまで来たところで、男が危険な状態におちいっているのが、岸にいた人たちに見えました。息をつまらせ、あっぷあっぷしています。「石を捨てろ！」岸にいた一人が大声で言いました。「泳ぎやすくなるぞ」それでも男は石を離しません。岸にいるだれが見ても、男は溺れかけています。「石を捨てろ！」みんなで叫びました。「石を捨てるんだ！」

男はようやく振り返ってこう言いながら、水に沈んでいきました。「できない。これは俺の石だ」

あなたも、捨てなければならない石にしがみついてはいないだろうか？　手にとって、しげしげと眺めては、みじめな気持ちになることを何度もくりかえしてはいないだろうか？

今つらいのは自分にも責任の一端があると考えると、つらさを和らげることができる場合もある。たとえば、結婚生活が破綻《はたん》したことでつらい思いをしている女性がいたとしたら、こんなふうに考える。「結婚生活の最後の五年間、私も彼を無視していたかもしれない。お金を使いすぎたし、よくセックスを拒んだし」こう考えると優しくなれて、自分は犠牲者だという気持ちがうすれ、相手だけでなく自分の悪いところも見えてくる。結婚の失敗には自分にも責任があると理解することで、苦しみを忘れて先に進む、その第一歩を踏み出せるのだ。

大切な人が遠い存在になった時

親友や子供が遠くに引っ越してしまった、連れ合いの気持ちが離れてしまった、結婚相手を見つけることができない——そんな心の痛みを経験したことのある人なら、その孤独のつらさはよくわかるだろう。

結婚した娘が町を出て行った時、リンはすっかり元気をなくしてしまった。それまで買い物に行くにも、料理をするにも、下の子供たちを公園に連れて行くにも、いつもリンは彼女といっしょだった。二人は気軽に行き来する仲で、おたがいに気の合う友だちのような存在だった。

その娘が引っ越したあと、リンははじめひどく落ち込んだ。何週間かは、すっかりふさぎこんでいた。何をしても楽しくない。他の人といっしょにいても、ただお義理につきあっているだけだった。

「無理に仲間に入っていました」とリンは言う。「でも内心は、むなしかった」

彼女は週に二回水泳をしたり、サークルに積極的に参加したり、友人と旧交をあたためたりした。そうして一歩一歩、前に向かって歩んでいった。

「それでも悲しくてしかたありませんでした。どこかへ出かけても、帰りたくてしょうがなかった」とリンは話す。「ところがある日、ふと気がつくと、娘のことを一度も思い出していなかったんです。いい一日でした。気持ちが満たされていました」

リンは生きる姿勢をがらりと変えた。娘が遠くへ引っ越して、寂しかったし、ふさぎこみもしたけれど、そんな気持ちに負けはしなかった。彼女はSAの力を働かせて、自分から人との関わりをもとうとした。興味のあることには、自発的にいろいろと挑戦するようにした。悲しみを乗り越えるには一年と三ヵ月ほどかかったが、今では以前のように自分の生活に満足している。

ここで、リンが自分から人との関わりをもち、自発的にいろいろと挑戦した、と書いたことに注目してほしい。生きる姿勢を変え、人生の方向転換をするのは容易なことではない。しかしこれができるのは、私たち人間がもつ最大の強味であり、それは苦しみや失望を乗り越えるのにいちばん重要な方法の一つでもある。

●悲しみに沈む人のための行動リスト

リンのような人のセラピーをする時、私はよく「行動リスト」をつくってもらう。**悲しみに沈んでいる時に人がいちばんやりたがらないのが、何か行動することだ。**だが、絵画のコースをとったり、ハーブ栽培に興味をもったりするうちに、生きる姿勢が積極的になってくるものだ。東洋のことわざにも、「まずからだを動かせ。そうすれば気持ちはあとからついてくる」というのがある。

同じ考え方が、夫を愛せなくなった女性に対しても応用できる。子供の親権を分けて、他の人に子育てをさせるのはいやだから、離婚はしたくない。経済的にも社会的にも、結婚していたほうがいい。ただ肉体的にも気持ちの上でも、夫に興味はない。そんな女性にふたたび夫を愛させることはできないが、そのきっかけをつくってあげることはできる。

まず、夫と二人でできることをいくつか考えてもらう。それから彼女に、夫と話し、毎週何か一つ彼について新しい発見をして私に話すと約束してもらう。夫は小学校の時に好きだった先生の話や、子供のころ、お母さんが夕飯にどんなものをつくってくれたかという話をしてくれるかもしれない。

彼女にはもう一つ宿題がある。夫と軽い気持ちでつきあうこと。彼女が態度を変えていくうちに、夫の態度も知らず知らず、いくらか変わってくるからだ。**どんな行動にも、それに対する反応がかえってくるものだ。**それで女性たちが、また自分の夫を好きになりだした——ような気がする——と言い出すことも多いのだ。

子供を失った時

子供を失うことほどつらい経験はないと言っていいだろう。子供のいる人にきいてみるといい。あなたがいちばん恐ろしいことは何ですか？　だれにきいても答えは一つ、子供の死だ。

子供を失ったことのある人は、けっしてその悲しみを乗り越えることができない。六年、七年、八年がすぎ、時とともに心の痛みはやわらぐ。しかし完全に消えることはない。それでもどうにか立ち直って、元気に生き生きと生きている人もいる。そういう人たちは、苦しみにどのように対処したのだろうか。そこから何が学べるのだろう。

ある男性と、二年前に自動車事故で亡くなった一二歳の娘さんの話をしていた時のこと。「それでジム、お嬢さんの死という悲しみに押しつぶされないために、どのようにしているんですか？」と私がたずねると、彼はこう答えた。

「毎日、娘のことを考える時間を決めています。たいていは朝、教会にいる時ですね。そのあとは、その日はもう娘のことは考えないようにします。娘のことを思い出してしまったら、頭から追い出そうとするんです。事故の細かいことや警官が私を呼びにきた時のこと、遺体の確認に病院へ行った時のことは、思い返さない。とても耐えられませんから。頭から締めだしているんです。妻とほかの子供たちに意識を集中させて。

すごく娘を愛していましたからね。本当につらい。でもいつまでもくよくよ考えているわけにはいきません」

ジムは自分のために大切なことを二つ実践している。まず毎朝教会へ行って祈り、自分が失ったものをしっかりと認識する。それから固い決意のもと、娘のことを考えるのはいっさいやめて、教会をあとにする。

これはけっして容易なことではない。娘のことが頭をよぎるたびに、それを頭から追い払うのにはたいへんな努力が必要だ。娘の美しい笑顔、湖で泳ぐ姿、クリスマスにプレゼントをあけるところ、いたずらっぽい笑顔――ジムにとって思い出すのは簡単だ。けれど、もし昼間彼女のことを考え始めたら、それは拷問《ごうもん》に等しく、ジムは立ち直れないほど落ちこんでしまう。しかもかわいいわが娘が帰るわけではない。

ジムは毎朝教会に行って娘のために祈ることで、娘への愛を日々新たにしている。そしてほかの家族の面倒をしっかりとみて、自分の人生を歩み続けることも、娘への愛情を示すことなのだ。

「子供たちが大学生のころ、学校にもどる子供たちを、よく主人が自家用飛行機で送っていました」ある母親の話だ。

「娘のスティシーは四年生、息子は二年生。そのときはほかにもう一人女の子を乗せていましたが、あと一五分で着陸という時に、悪天候にあって墜落してしまいました。

同乗していた娘さんのご家族が私より先に事故を知って、私の教区の神父様に知らせてくださり、神父様から私に電話がありました。事故の知らせを聞いた時、私は外に出て空を見上げ、神さまに向かって言い続けました。『これは間違いです。あなたは間違いを犯されました』スティシーは、宣教師になるための書類を提出したばかりだったのです。

それからこうも言いました。『神さま、この苦しみは私には大きすぎます。だから、私をお助けくださらなければなりません』そう言うと、ふと祈りの言葉が頭に浮かびました。『この世のすべての教会で与えられる主イエス・キリストの肉と血が、私に罪を宣告するのではなく、私の心とからだを癒しますように』

その祈りを何度も何度もくりかえしました。事故について話しかけられたら、私はこの祈りの言葉をくりかえしていました。娘や息子、夫のためにも祈りました。『主よ、彼らを哀れみたまえ』と。

きっと立ち直れると思っていました。私は家業だった事務用品の商売をやめて、教職にもどりました。でも教えたのは一学期間だけで、すぐにカトリック関係の書店をひらきました。

いろいろな方の紹介で、問題をかかえた方々からご相談をいただきます。絶望の淵におられる方々です。私はあの祈りの言葉をお教えしています。

飛行機事故のあと、その祈りを捧げながら、きっと立ち直れる、必ずできる、と信じていました。みなさん私のところへ来て、『私にはとても無理だ』とおっしゃいます。私はそんな方々を元気づけます。私がこの苦しみを乗り越えることができたのは、信仰があったからです。

もちろん、セラピストの力を借りるように、みなさんから勧めていただきました。でも私は言うのです。『私の心のセラピストは、天上におられます』と」

この女性は苦悩をかかえた人たちの助けとなることを、生涯の仕事にしている。彼女は幸せだろうか。幸せを感じる時もあるけれど、どちらかといえば穏やかに、心安らかに暮らすことを選択している。

どの宗教も、他者のために無私無欲で奉仕することの重要性を説いている。悲惨な出来事を経験した時、自分のためにできることで、いちばんその人自身の救いになるのは、他者への奉仕だ。

子供を失うというこの世の大きな悲しみを経験し、その苦しみを他の人への思いやりに変えた人たちが、そうした意識に目ざめたのは、きっと彼らが同じ苦しみをかかえているからだろう。

三年前に子供を亡くしたという女性のセラピーをしたことがある。この女性は朝も昼も夜も、つねに亡くなった娘のジュリーのことを考えずにはいられなかった。文字どおり傷心のあまり死にそうだったにちがいない。

ある日、ジュリーはあなたに何を言うのかとたずねてみると、彼女はびっくりしたような目で私を見た。どういう意味かわからなかったのだ。そこでもう一度たずねた。「娘さんと話す時、娘さんは何を話してくれますか?」するとジュリーが話してくることはないという。

「ヴァージニア、娘さんにも話してもらわなくてはいけませんよ」

「どうやって?」という彼女の質問に、私はこう答えた。「言葉をかけてあげるんです。たとえば『ジュリー、あなた元気よね』と言って、あとはジュリーに答えてもらうんです」

それ以来、ヴァージニアがジュリーのことを思う時は、いつも会話をかわすようになった。そして娘は大丈夫と確信し、彼女の声が聞きたい時にはいつでも心の中で話してもらうことができるとわかると、ヴァージニアは娘の死という苦しみに耐えて、もう一度自分の人生を歩み始めることができた。

慢性的な病気に直面した時

慢性的な病気になる、または慢性的な病気にかかった配偶者や子供と暮らすという事態も、多くの人が直面する苦しみの一つだ。アメリカ合衆国では、推計一億人が慢性疾患にかかっているという。

あなたもその一人ではないだろうか。あるいは慢性疾患にかかった配偶者や子供といっしょに暮らし、その面倒をみているのではないだろうか。あなたはどう対処しているのだろう。

二五年前の結婚式の時、二人で踊るフランクとセスには、自分たちが中年になるころ、ダンスフロアーにいる友人を客席にすわって見ていることになろうとは、予想もできなかった。椎間板《ついかんばん》ヘルニアを患い、坐骨神経をおかされてから、フランクは慢性的な腰痛に悩み、しばしば激しい痛みに苦しんでいた。

「本当につらいことです」とセスが話す。「以前はよく子供たちとキャンプや釣りに出かけたけど、腰が悪くなってから、フランクはテントが張れなくなりました。だから息子たちと私とで張らなくてはなりません。フランクは川岸を歩くこともできませんでした。彼はつらさをあまり口に出さなかったけれど、そんなフランクを見ているのは悲しかった。それでとうとうキャンプはあきらめることにしました。

フランクは、前はよく子供たちとテニスをしたり、裏庭でバスケットボールをしたりしましたが、それもうおしまい。友だちを呼んでバーベキューやパーティーもよくやりました。今でも友だちを招くことはありますが、ほとんど全部私がやらなければなりません。準備から給仕、片づけまで全部。へとへとになってしまう。友人が集まってピクニックに行くような時、私たちは声をかけてもらえないこともあります。フランクは車の中かベンチにすわっていなければならないから、きっと気づまりなんでしょう。

フランクはものを持ち上げることができないし、歩くのも一苦労です。二、三分でも立っているのはつらいみたい。今でも会計士の仕事はしていますが、夕方には疲れ果てています。帰ってくると、ニュースを見ながら眠ってしまいます」

セスは続ける。

「私は何とか助けになりたいと思っていますが、時々こう思います。『不公平だわ。フランクは善良な人よ。私だって善良だわ。なぜ私たちがこんな目にあうの？　どうして私たちは子供たちとゴルフを楽しむことができないの？　なんで家族でりんご狩りに行けないの？　どうしてダンスフロアーで踊れないの？　私はまだ若いのよ。活動的な生活がしたい』でもそこで、『やめなさい。そんなことを考えてもフランクもあなたも救われない。そんなふうに考えるのはやめるのよ』と思い直すんです。

たいてい、自分が恵まれていることを数え上げます。夫が愛してくれていて、すばらしい子供たちがいて、両親が元気で、いい友だちがいて、経済的に安定していて、それに私には信仰もある。

それから、夕方、ひとりで散歩に出るようにしました。これはフランクも喜んでくれていると思います。ただ、いっしょに散歩できないのが悲しい気持ちもあるでしょうが。

自分を哀れむのはやめようと思うのは、フランクや彼が経験している失望のことを考える時です。フランクは、ほとんどいつも痛みに苦しめられながら、けっして文句を言わない。ハイキングも庭いじりもできない、映画館の列に並ぶのさえきつい、とてもたくさんのことを諦めなければならなかったのに。みんな、フランクに会ってみてほしいと思います。きっと自分の人生に対する見方が違ってきます」

フランクは諦めの気持ちをもって静かに現実を受け入れることで、失望に対処している。けっして不平を言ったり、自分を哀れんだりしない。自分の生活が昔どのようだったか、これからどうなるはずだったかは、いっさい考えない。今できることをしながら、現状を受け入れて生きている。

一方セスは、もっと失望と闘っている。あるときはフランクの病気はしかたがないことと諦め、そんな二人の人生を精一杯生きようとする。心の中で彼女に残されたものを思い起こす。「フランクは何物にもかえられない」とセスは言う。時々、望んでももう自分には得られないもののことを思い、悲しくなることもあるが。

その他の苦しみや悩み

私が知っている人たちが直面した問題には、他にもまだこんなものがある。「私だったらどう対処するだろう？　この人の苦しみと私の苦しみを取りかえられるだろうか？」と自分に問いかけてみてほしい。

＊

バーバラの夫は、彼女の妹と六年ごしの不倫をしていた。結婚生活はどうにか続いているけれど、バーバラはいまだに時々、そのことで苦悩している自分に気づく。家族には話していない。そして今でも家族の集まりでは妹に会っている。「母を傷つけないためにも、家族の絆をこわさないためにも、何があったかは話さないことにしています」

＊

ジェーンは四七歳。四年前、夫が自動車事故にあい、脳に損傷を受けた。ジェーンの人生は、夫と二人の子供たちの世話をする人生だ。

＊

リチャードとレイチェルの一人息子は、彼らとは信仰の異なる女性と結婚した。はじめ二人がこの結婚に反対したので、嫁はけっして彼らを許してくれない。夫が実家の人たちとすごそうとしたり、子供たちを実家に遊びに連れて行きたいと言ったりすると、彼女はいやな態度を見せる。リチャードとレイチェルは何度も謝ったけれど、聞き入れてもらえない。だから息子は、ほとんど実家に寄りつかなくなっている。

＊

エミリーは七六歳。ある日、一人息子が彼女のアパートに訪ねてきて、休暇に彼の家に招くのはむずかしくなったと告げた。彼の妻がエミリーを好いていないし、面倒なことが多すぎるからだそうだ。エミリーが嘆く。「いったいどこへ行けばいいの？　友だちはほとんど亡くなってしまったか、具合が悪いかだし。ほかの家族にも歓迎されないもの」

あなたのかかえている問題を、これまでに紹介した人々の問題と取りかえたいと思うだろうか？　子供を亡くした人など、同じ問題をかかえている人でないかぎり、答えはノーだろう。自分自身の問題や苦しみを他の人と比べてみると、人はだれでも苦しみを背負っているということがわかってくるものだ。

かってこんな言葉を読んだことがある。「**優しくしなさい。あなたが会う人はだれでも、つらい闘いをしているのだから**」今、私の便箋《びんせん》やノート類の上にこの言葉が刷りこんである。これを見ると、私たちはみんな同じ世界にいるのだということを思い出し、忍耐づよくなれる。

時々、失礼な人や、あまり親切でない人に会うと、こう考える。「この人たちは、いったいどんな闘いをしているのだろう？　どんな苦しみを乗り越えようとがんばっているのだろう？」

人生の回復力——苦しみをはねかえす力

生きる上での失望や苦しみに、他の人よりずっとうまく対処している人もいるようだ。なぜだろう。普通の人より精神的にたくましい人がいる。けっして逆境に負けない。このたくましさは、ある程度は生まれつきのものだが、ある程度は本人の生きる姿勢によって生まれてくるものである。たくましい人はたくましい生き方をしている、と言えるかもしれない。

生まれつきのものは変えることができないが、それは要因の半分にすぎない。残りの半分は自分で変えられる。たくましさを培《つちか》うことができるのだ。

たくましさを培うためにはまず、人間として本物にならなければならない。本物になるとは、自分の財産や経歴といった世俗的なこと、どこに住むか、休みにはどこへ行くかなどにとらわれないということだ。つまり、内面的に満たされているということなのだ。

自分に満足していないという人には、私は自分について好きなところを一〇〇項目書き出してもらう。たいていは猛烈な反発にあう。「一〇〇項目もですって？」しかしはじめは抵抗しても、気がつくと、そのリストづくりがむしろ楽しくなっているものだ。そこで毎晩床につく前に、そのリストを読んでもらう。この簡単な作業がどれだけ人の自尊心を高めるかは驚くほどだ。あなたもためしてみるといい。

もう一つ、精神的に強くなるために必要なのは、神への信仰だ。いつもそばにいて、あなたが苦しみを乗り越えるのを手助けしてくれる、何らかの大いなる力の存在を信じることだ。つねに神に話しかけ、助けを求めれば、逆境に立ち向かう力は強まっていく。(第13章を参照)

たくましさを培うためには、第2章で述べた**自己指向と他者指向のバランス**も必要だ。また自分の内面を見つめて、何が必要なのかを見きわめる力もいるし、同時に外に目を向けて、他者からの愛や助けを求める力も持っていなければならない。

精神的にたくましい人はまた、思いがけない事態をうまく処理する経験を積んでいるものだ。だから私は、子供のために何でも楽にしてやろうとする親には反対なのだ。苦しんで逆境を切り抜けていく時、子供たちは人生の回復力を身につける。

たくましい人は行動家でもある。人生を積極的に生きている。苦しみの挑戦を受けた時は、うめき苦しむかもしれない。でも彼らはその挑戦を受けて立つのだ。

最近六ヵ月間にあなたが受けた苦しみの挑戦を、全部思い出してみよう。あなたはその挑戦を受けて立っただろうか？

トムはテレビのパーソナリティで、新しい契約の交渉中だった。局は契約の更新を申し出ていたが、ギャラは減らすという。トムはそれを承諾するより自分のプライドを選び、残念ではあったが番組を降りた。

人々に親しまれていたその仕事を降りる時には、さぞつらかったでしょうと新聞記者にたずねられて、つらい思いは以前に経験ずみだとトムは答えた。そして、一七歳で死の床についた息子、ブランドンを抱きしめた時のつらい思いに匹敵するものはないと言った。

「息子は、何に立ち向かうにも本当に強かった」とトムは話し始めた。

「私はよく落ち込みそうになっては、『自分がふさぎこんでいて、いいはずがないじゃないか』と思いました。

ブランドンは化学療法を三回受けました。体重が減り、髪が抜け落ち、いつも吐き気に苦しんで。化学療法のせいで血小板の数値が低くなってしまい、口や鼻から出血していました。

ある日、病院に行くと、そこに横たわったブランドンの姿は、血管が破れたために瞼《まぶた》が腫《は》れ上がって片目が開かず、鼻には詰め物がしてあり、抜け始めた髪が枕じゅうについていました。かわいそうでかわいそうで。私に気づくとこう言うんです。『ほら、だんだん父さんに似てきたでしょ』って。

生きることと死ぬことについて、息子からたくさん教えてもらいました。言ってみれば、ブランドンを介して他の人たちのお手伝いをしてきたのです。今は『白血病協会』の仕事をしています。ブランドンがまだ生きている時に、募金集めから始めたのですが、今は個人的にも基金をつのっています。『白血病患者のための、ブランドン・オニール・チャリティ・グループ』といいます。サイン入りのホッケー・スティックや野球のバット、帽子などを、いろいろな選手の方からいただきます。応援してくれるすばらしい友人たちがいるのです。

だれでもこの世にいるのはほんのわずかの時間です。ブランドンの場合は、それが一七年間だったのです。彼はしようと思ったことは、全部その間にしようとしました。ホッケーに一所懸命だったので、毎年開かれるホッケーの試合に彼の名前がつけられました。生きた証《あかし》を残したわけです。ブランドンの父親でよかったと思っています」

トムは人間として本物だ。そしてたくましい。

アニーのことは何年も前から知っている。大学生のころ、私はアニーの四人の息子たちに水泳を教えていた。次にアニーと再会したのは、彼女が夫のバートと、末息子のケヴィンのことで大げんかをしていると言って、私のオフィスに電話をかけてきた時だ。

「バートはケヴィンには問題があると気づいていたの」とアニーは話し始めた。

「私にはよくわからなかった。息子がドラッグにのめり込んでいるなんて、信じられなかったもの。でもケヴィンがとうとう強盗事件を起こして警察のお世話になり、それで私もすっかり考えを変えなければならなくなったの。

ケヴィンをどうするかで、バートと私の意見が合わなくてね。バートは家を出て行き、私があとを見ることになったんだけど、本当に大変だった。カウンセリングを受けて、子供の教育について学んだわ。それとバートが批判がましい態度をとってきても、あまり怒らないようにすることも。私たちはよりをもどして、その後八年間、バートが亡くなるまで、まずまずの暮らしをしたのよ」

バートの死から二年後、アニーは子宮がんと診断された。

「化学療法を受けて髪がみんな抜けちゃった。でもあとから巻毛が生えてきたの。ついてたでしょ?」

数年後、今度は乳がんと診断されて、彼女は乳房切除手術を受けた。経済的にも苦しい状況だった。私たちの共通の友人が、アニーが困っていると知らせてくれたので、私は彼女に電話して、「とってもいいセラピーグループがあって、火曜日の晩に集まっているの。一人空きがあるんだけれど……」と言った。

それが三年前のことだ。

「セラピーグループにはとても助けられてるわ」とアニーは言う。

「孫息子が嚢胞性線維症《のうほうせいせんいしょう》〔訳註・すい臓や肺などに嚢胞ができ、粘液がたまり、線維化が起こる遺伝的慢性疾患〕にかかっているの。まだ一六歳の誕生日を迎えたばかりなのに。息子の嫁が珍しい型の乳ガンのために、三二歳で亡くなった時も、私にはセラピーの仲間がついていた。

何回か生検を受けることになった時も、支えになってくれたわ。またがんが見つかってね。それでまた化学療法。ブドウ球菌に感染して、もう少しで死ぬところだったし、脚には血が固まってしまったし、巻毛も抜けるし。でも私は大丈夫よ。

孫娘に通学用のジャンパースカートを縫ってるの。教会のボランティアで人形の服を四つも作ったし。クリスマスに貧しいご家庭にプレゼントするのよ。孫が六人いるし、友だちもたくさんいる。花も育ててるわ。

本当に毎日が新しい経験よ。自分がどのように生きたかで、人生から何が得られるかが決まるんだと思う。幸せになるのも、悲しくなるのも、怒りながら生きるのも、自分しだい。私は幸せになることを選ぶわ。幸せになれるように自分をプログラムするの。自分に向かって『あなたには今日があるわ。さあ、今日は何ができるかしら』と言ってね」

アニーは苦しんできた。でもアニーは強く生きている。

精神療法家で作家のデイヴィッド・レイノルズが書いているように、「けっして苦しみ悩むことが崇高《すうこう》なわけではない。しかし苦しみながら必死で生きる時、人はそれまでの自分を越えて、新たな人間に生まれ変わる」。

生きていれば苦しい思いをするだろう。失望も経験するだろう。思い悩むこともあるだろう。それはだれも免れることができない。だがSA＝人生への気づきの力を働かせれば、あなたは苦しみを乗り越え、それまでの自分を越えて、人生に新たな意味を見出すことができるだろう。

第6章
自分の思考をチェックし、方向づけているか？

何か、すてきな、楽しいことを考えればいいんだよ。そうすれば、からだが宙に浮かぶんだ。

――『ピーター・パン』

あなたには毎日数え切れないほどの思考が、次から次へと押し寄せてくる。たとえば、「車を車検に出さなきゃ……、母さんはどうしているだろう……、これを全部やり終えるには、どうしたらいいだろう……、太りすぎだ……、株式市場はどうなっただろう……、この渋滞、何とかならないものか……、昨日はぜんぜん眠れなかった……、ジムの誕生日にはパーティー開こうかな……、あ、ガソリンが切れそうだ」といった具合だ。

思考は呼吸に似ている。呼吸はいつでもしているが、息が切れたり、だれかに言われて呼吸に神経を集中したりしないかぎり、私たちは呼吸していることを忘れている。じつは思考も同じだ。一日におよそ六万ものことを考えているなんて、本人はまったく意識していない。

思考には肯定的なものもあれば、否定的なものもあるし、そのどちらでもないものもある。過去のことを考えていたり、未来のことを考えていたり、いつも頭を離れない考えもあれば、頭をかすめるだけで気にもとめない考えもある。考えていると悲しく、憂うつになるものもあれば、腹が立ってくるものもある。そうかと思えば、考えているうちに幸福感に満たされ、顔がほころぶものもある。

あなたがどのように考えるか、それがあなたの感情、行動、人との接し方、ふるまい方のほとんどすべてを決めている。大切なのは、他者や他者の行動ではない。あなたに何が起きたかでも、何が起きなかったかでもない。あなたが選んだ思考、あなたがどう考えるかなのだ。

第4章（九一ページ）でふれたように、ときには思考より先に、感情をいだくこともある。びくっとした瞬間に恐怖を感じるような場合だ。これは、人間が生き残るための厳重な警戒装置で、恐怖心が細胞一つ一つに複雑かつ巧妙にプログラムされているために起きる。しかし、そんな反射的な恐怖心も、さらに恐ろしいことを考えてそれを助長しないかぎり三秒くらいしか続かない、つかの間の感情だ。

このほかの例外としては、ものを食べた時、あるいはセックスした時に、瞬時に味わう喜びの感情がある。この二つの行為は人類の存続のために欠かせないので、ここでもまた、人間は喜びを感じるようにできているのだ。

しかしほとんどの場合、あなたが感情をいだく時に、何を感じるかを方向づけ、決定づけているのはあなたの思考である。そして最終的にあなたの行動を決めているのも、あなたの思考なのだ。

監督はあなただ

思考は次から次へととぎれることなく、急激な速さで生まれるので、それを生み出して、方向づけているのは自分だということを忘れがちである。「この考えとあの考えをつなぎ合わせて楽しもう」などと意識することもないだろう。自分を英雄《ヒーロー》にしたり悪者にしたり犠牲者にしたりして、話の筋書きづくりにとりかかり、話を展開させる時には、無意識のうちに思考を次々に結びつけているのだ。

自分の人生にすでに起きている話をとりあげることもある。たとえば最初の夫が自分のもとを去った時を思い出して、いつか彼とかわすつもりの会話をあれこれ考えたり、せりふを直したり、細かいところまで頭の中で手直ししたりしていく。

現在のことについて考える場合もある。たとえば、「マイクにもっと勉強をさせなくては」と思う。と、それに続けて「わからないわ。なんで勉強しようとしないのかしら」と考える。そこからさらに「もしかして家庭教師をつけたら、いや一教科でBを取るごとに二五ドルのお小遣いをあげたら、学校に興味をもってくれるかもしれない」などと考える。あなたは息子や息子の先生、学校のカウンセラー、そして夫と頭の中で会話してみるかもしれない。そこでこう思う。「どうしていつも私ばかりが、あれこれ考えなくちゃいけないのかしら」心配になり、イライラし始める。そして携帯電話を取り出して夫に電話する。

さて、彼女の頭の中で何が起こっているのだろう。一つの思考――「マイクにもっと勉強させなくては」――が頭に引っかかり、そこから次々に思考を重ねて、ついにはいらだち、無力感を感じた。そしてその感情をやわらげようと、行動――携帯電話を取り出して夫に電話――を起こしたわけだ。

もしかしたら夫との会話がきっかけで、問題解決のための新しい考えを思いつくかもしれない。その会話が不快な気持ちをふきとばし、希望を与えてくれるかもしれない。ひょっとすると今まで考えていたマイクのことや学校のこと、悪い成績のこと、学校のことなどを忘れさせてくれるかもしれない。でももしかしたら逆に、夫と話しているうちに、事態をいっそう否定的に考え、不快な気持ちをつのらせ

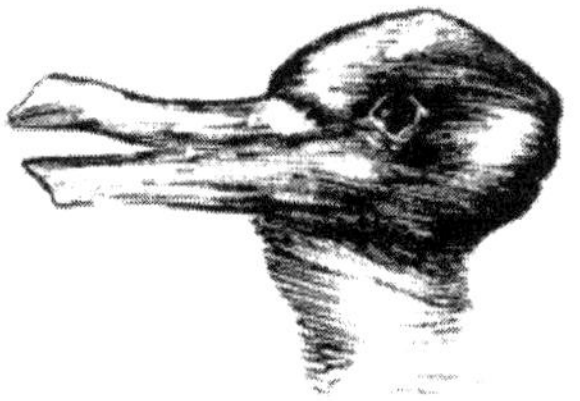

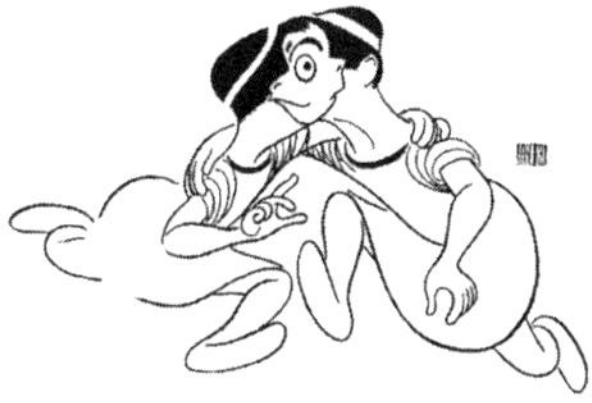

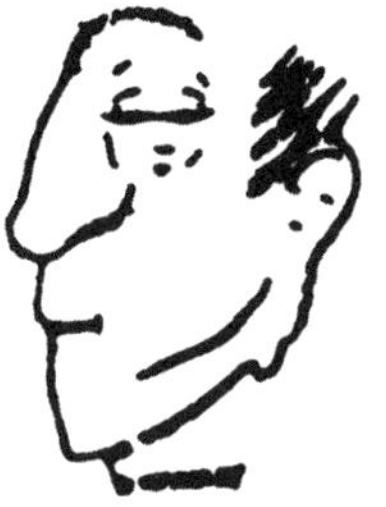

てしまうかもしれない。

何が見える？

ここで上の三つの絵を見てほしい。注意深くよく見てみよう。何が見えるだろうか。

上段左の絵はウサギだろうか、アヒルだろうか？　答えは両方だ。右を向いた顔と思って見ればウサギだが、左を向いた顔と思えばアヒルの絵になる。両方を同時に見ることはできるか？　それはできない。しかし、ウサギもアヒルも見えるように描かれているのだ。まずあなたの目に映った動物、つまりあなたが見た動物は、あなたが何に注意を向けたかによって決まってくる。（ベティ・エドワーズ『脳の右側で描け』〈邦訳、エルテ出版〉より）

上段右の絵は「シラキューズから来た少年たち」という題名で、風刺画家のアル・ハーシュフェルドが描いたものだ。二人の少年が描かれていて、一人は右を向き、一人は左を向いている。はじめ、二人は踊りを踊っていて、一人の顔がもう一人の顔に隠れているように見える。しかしよく注意して見ると、二人が一つの顔を共有しているのに気づくだろう。

下段の絵は、鼻の大きな男性に見えるだろうか？　それとも赤ん坊を抱いた髪の長い女性に見えるだろうか？　どちらも描かれている。ここでもまた、実際にあなたが何を見るかを決定づけるのは、あなたの注意の焦点の向きなのだ。

私は幼いころからシャーロック・ホームズのファンだ。ホームズは私が見落とす点に、いつも気づくからだ。「白銀号事件」（邦訳、河出書房新社『シャーロック・ホームズの思い出』）の中に、ホームズとグレゴリー警部のこんな会話がある。

グレゴリー警部——他に何か、私が注意すべき点がありますか？
ホームズ——あの夜の、犬の奇妙な行動です。
グレゴリー警部——犬はあの夜、何もしませんでしたが。
ホームズ——それが奇妙なのです。（小林司・東山あかね訳）

この場合もやはり、人がどう考え、どこに注意を向けるかによって、全体像のどれだけが見えるかが決まってくる。ホームズはそこに犬がいたことだけでなく、その犬が吠えなかったことにも注目しているのだ。

どんな話にも別の見方がある

二九歳の女性がいる。彼女は喫煙家だ。昔からタバコを吸っているが、両親には言ってない。隠すためにかなりの苦労をしてきた。

彼女は「私のからだのことで心配をかけるといけないから、両親には言ってないの」と言う。

だが彼女の男友だちは別の見方をしている。彼に言わせると「彼女が両親に言わないのは、お説教されて、禁煙の約束をしろと言われるのがいやだからだ」となる。

どちらかが正しくて、どちらかが間違っているのだろうか？　そうではない。ただこの二人が、一つのことに対してそれぞれ別の考え方をし、別の解釈をしているだけだ。

＊

ある会社の経営者の一人がこんな話をした。納品した機械が動かないと客からクレームの電話があると、彼はすぐに「こちらのやり方の、どこがいけなかったのだろう。設計ミスなのだろうか」と考えるという。これに対して、この会社の別の経営者は、問題があると聞くと、「そのお客の使い方がどこかおかしかったんだろう」と言うそうだ。同じ情報に対する反応のしかたにも二通りあるわけだ。

同じ人がこんな話もした。この二人が最近、会社への融資を受けようと銀行へ行った時の話だ。

「銀行員の一人が個人的な質問をし始めました。そうしたらいっしょに行った同僚は急に身構えてしまって、『そんな情報がなんで必要なんですか？』と言ったのです。私だったら、銀行員に求められた情報はすべて提供していたと思います。ひょっとすると、他に何か必要な情報はないか、たずねたかもしれない」

考え方も違えば行動のしかたも違うということだ。

「最近勤め先で組織替えがあってね」とベスが話し始めた。

「それで、私たちとは部署のちがう人にあてた郵便物が届くようになってしまいました。私はそういう郵便物を見つけると、社員名簿でその人の名前を調べ、どの部署に送ればいいかをつきとめて、直接転送しています。

他の同僚は、そんなことをするなんて馬鹿みたいだと思っています。郵便物に目を通して間違ったものを見つけると、みんなは郵便物振り分けの係あてに送り返しているんです。それは彼らの仕事だからって」

どちらが正しいのだろう？　それはあなたが選んだ考え方しだいだ。

＊

ある夫婦が結婚式に行った時のこと。式の途中、夫が妻にこう言った。「こりゃ豪勢な結婚式だ」式のあと、二人が披露宴会場のカントリークラブに着くと、彼は花嫁の付き添いたちのドレスが変わっているのに気づいた。「まったく実に贅沢な結婚式だ。ドレスまで着替えている」と彼は思う。ところが会場の入り口に並んだ花婿と花嫁の前に立って気がついた。彼と妻とは間違った披露宴会場に来ていたのだ。この男性は状況を間違って解釈したのに、現実をその解釈に合わせようとしたわけだ。

＊

私の仕事上のパートナーのセラが、「平和部隊」に参加してルーマニアに行くと言い出した時、それを聞いた人の反応は賛否両論だった。「すばらしい。すごい冒険になるね」と言う人もいれば、「そんなことをしたがる人の気が知れない」と言う人もいた。これもまた、同じ情報が提供されたのに、考え方の相違によって反応も違ってきた例である。

心穏やかに、他の人と平和に暮らしたい、平穏な日々をおくりたい、と思うのならば、あなたの考えは**あなただけの**考えにすぎないということを理解しなければならない。同じ出来事に対して、他の人は別の見方、別の考え方をすることもよくある。ちょうど美というものが見る人の見方によって変わるように、「真実」は人の考え方によることが多いのだ。

あなたの考え方のタイプは?

なんであれ人は注意を向けたことを、たえず無意識のうちに検討し、評価している。注意の対象となった情報や状況に対して客観的な解釈をすれば、とくになんの感情もいだかないだろう。しかし肯定的な解釈をすれば、幸福感が生まれ、なんとなく幸せな気持ちになるかもしれない。逆に否定的な解釈をすれば、不快な気持ちを味わうことになるだろう。

こんな例がある。もうすぐクリスマス休暇という時、ある男性が近所に越してきたばかりの家族をクリスマスに招くことにした。この男性の息子はもう大人で独立していたが、この招待のことを知って、自分も自分の家族もクリスマスには実家に帰らないと言いだした。びっくりした父親が理由をたずねると息子は、知らない人がいるのはいやだと言う。クリスマスは家族がつどう時なのに、リラックスできない、どうして父さんはわざわざよその家族を招いて、クリスマスを台無しにしなければならないんだ、と言う。明らかにこの息子には否定的な発想が多い。

この息子は同じ事態に対して、肯定的な発想をすることもできたはずだ。「大勢のほうが楽しい」と考えることもできた。共通の話題をさがすこともできた——この夫婦は何で生計を立てているのだろう、子供はいるのだろうか、うちの子供たちは、いっしょに遊べる子供がいると喜ぶだろう。あるいは、相手の立場にたって考えることもできただろう――クリスマスに出かけるところがあるということが、この家族にとってどんなに嬉しいことかなどと。

当人の過去の経験にもとづいて現在の考え方が生まれたにしても、まだ経験していない未来について、この息子は否定的に考えることを自分で選んだのだ。

＊エクササイズ――否定的な考え方と肯定的な考え方のチェック

私はある管理職の女性に、最近職場であったことを一つとりあげて、それについて肯定的な考え方と否定的な考え方の両方で考えてみてほしいと言った。彼女が選んだのは、講習会の知らせを受けとり、出席するように言われたという出来事だった。

否定的な考え方――「行きたくないわ。やらなければならないことが山ほどあるのに。これに一日とるなんて無理。この種の講習会には、もう参加したことがあるし」

肯定的な考え方――「ほかのことを考える日が一日あったら、リフレッシュするかもしれないわ。実際、いつも何か学ぶことがあるし。もしかしたら、やっかいな部下との接し方について、何かコツがつかめるかもしれない」

はじめは否定的、次に肯定的な考え方をしたわけだが、彼女が選んだ考え方が彼女の気持ちに影響を与えるということは容易に想像がつくだろう。積極的な思考を続けていけば、何らかの期待感や好奇心をいだくようになり、講習会の日が楽しみになることさえ考えられる。

逆に否定的な思考をしていけば、おそらくその日が近づくにしたがって、イライラをくりかえすようになるだろう。そして講習会当日には、出席は業務命令だからしかたないと、やや諦めのような気持ちになるかもしれない。自分を被害者のように思っていたら、講習の内容もどれだけ頭にはいるだろうか。

最近、あなた自身の上に起きた出来事のことを、少し考えてみよう。
それについて、否定的な考え方を三つあげよう。

1.

2.

3.

次に、肯定的な考え方を三つあげよう。

1.

2. ＿＿＿＿＿＿＿＿

3. ＿＿＿＿＿＿＿＿

自分がどのような考え方を選ぶかで、**それに応じた感情を自分で生み出すことができるのだ**ということが、このエクササイズをすればよくわかるはずだ。

せっかちに否定的な結論を出す

せっかちに否定的な結論を出すのも、不快な感情を招く考え方だ。一つの出来事をとりあげて、いろいろな憶測をし、否定的な結論に達するわけだが、その場合、事実にもとづいた根拠は何もないことが多い。たとえば——

- 夫と二人で車に乗ると、夫がラジオをつけた。それですぐに、彼は自分と話したくないのだと思う。
- 上司が自分の同僚と笑いながら話しているのを見ると、その上司は自分よりあの人のほうが気に入っているのだとすぐに思う。
- 新しい彼氏と楽しいデートをしたのに翌日彼から電話がないと、きっと彼は楽しくなかったに違いないと思う。
- 上司に話があると言われると、何か叱責《しっせき》するために呼びだされたのだととっさに思う。

私の父が手術を受けたあと、面会できるまで母と私は病院のロビーで待っていた。父はよくなるだろうと思うと、私たちは何日かぶりで愉快な気持ちになり、笑いながら話をしていた。

ロビーのむこう端に、二人の小さな子供をつれた若い女性がいた。母と話しながら見ると、下の男の子が、騒いだり手をふりほどこうと引っ張ったりして、お母さんをてこずらせていた。お母さんは片手でその子の袖をしっかりつかみ、もう片方の手で皿にのせたクッキーを落とさないように持っていた。私は母を見ながら母の話を聞いていたが、ふと気づくとその若い女性が私たちの前に立っていた。そして私と母のほうに顔を突き出して、大きな声でつめよった。「そんなに楽しい?」

私は当惑して、この人は私たちのうしろにいるだれかを非難しているにちがいないと思い、あたりを見まわした。でもだれもいない。女性は子供たちを連れて、ものすごい勢いでそばを通り、廊下のむこうへ去って行った。

彼女は自分が困っているのを、私たちが面白がっていると思いこんだにちがいないと、母と私は思った。自分のほうを見ながら笑っている私たちを見て、すぐにあの二人は自分のことを話していると思ってしまったのだろう。

●落ち着いて、距離をおいて、事実はどうかを考えよう

否定的な結論を簡単に出さないようにするには、**感情から逆に自分の考え方をチェックする**といい。何かで気持ちが動揺して、イライラしてきたと感じたら、まず落ち着いて、距離をおいて自分に問いかける。「事実だけを考えよう――何が事実か? 結論を出すにはほかにどんな情報が必要だろう?」この二つの問いかけに答えようとするなら、一時の感情で行動することはなくなるはずだ。

病院にいた女性がこの問いかけをしたと仮定しよう。「事実は何かしら？　二人の女性がロビーにすわって、笑ったりこちらを見たりしながら、おしゃべりしている。事実はこれだけ。ほかには何もない」彼女にこれがわかれば、私たちが彼女のことを話していると、せっかちに思いこむこともなかったことだろう。

せっかちに結論を出してしまう傾向のある人について、次のような話がある。

むかしむかし、中国に一人の男がいました。男は、その村にたった一頭しかいない馬を持っていました。馬を持っていたので、男は人よりたくさんの畑を耕し、たくさんのお金を儲けることができました。村人はみんな彼を「なんて運のいい幸せな人なんだ」と思っています。

村人が男に、なんて運のいい人なんだと言うと、男は「幸運かもしれない。でも不運かもしれない」と答えました。

ある日、男の馬が逃げてしまいました。村人はこの話を聞くと、「なんて運の悪い人なんだ」と言いました。すると男は言います。「不運かもしれない。でも幸運かもしれない」

何日か後、男の馬が野生の馬を連れてもどってきました。「まあ、なんと運のいい」と村人は言いました。「幸運かもしれない。でも不運かもしれない」と男は答えます。それからすぐに、男の息子が新しい馬に乗っていて、落馬して脚の骨を折りました。「なんと運の悪い」と村人は言います。「不運かもしれない。でも幸運かもしれない」男は肩をすぼめて言いました。

やがて戦争が始まりました。王の家来がやって来て、若い男たちはみんな兵士にとられていきました。

でも男の息子は、脚が折れていたために残されました。

話はさらに続くが、要点はわかっていただけただろう。

行きすぎた一般化

「行きすぎた一般化」も、問題を招く考え方の一つだ。行きすぎた一般化とは、一つの経験や出来事の結果をとって、同じような経験や出来事のすべてに、それを当てはめて考えることだ。

たとえばこんな建築家がいる。彼はある仕事の人選にもれた。その会社の設計審査で次点だったのだ。私が先日彼と話した時、彼は打ちひしがれていて、「建築の仕事はもう絶対にできないだろう」と何度も言った。

この建築家は、一つの会社に採用されなかったというたった一つの出来事から、一足飛びに極端な一般化をして、もうだれからも雇ってもらえないだろうと思っているわけだ。採用されなかったのは気の毒だったが、**彼の考え方が彼の気分をよけいに悪くしている**ところに目を向けてほしい。これで自分の建築家人生は終わりだと考えるのは、行きすぎた一般化だ。

思った通りにことが運ばない時に、不快な気持ちになるのは普通のことだが、これを一般化しすぎると、一つの出来事を重大にとらえすぎてしまう。

別の例を三つあげておこう。

・ジュディという女性は、だれか相手を見つけて結婚すれば、自分の人生は何もかも完璧に運ぶと思っている。もちろん、そうはいかないだろう。ジュディは結婚という一事《いちじ》をとって、それですべての幸せがつかめると思っているのだ。

・ある女性が夫に、「あなたはいつも私の言うことを聞いてないじゃない」と言う。たしかに、夫が話を聞いていないことがあるのは、おそらく本当だろう。だが、いつも聞いていないのだろうか。これも行きすぎた一般化である。自分が「**ぜんぜん**」「**いつも**」「**みんな**」「**だれでも**」という言葉を使っていることに気づいたら、それがシグナルだ。あなたはおそらく行きすぎた一般化をしているのだ。

・私の知っている奥さんに、よく絶対的な表現を使う人がいる。「あなたはいつも○○をする、ぜんぜん××をしない」といった具合だ。彼女の夫は言い返したり言い訳したりはせずに、「いつも?」「ぜんぜん?」と聞き返す。こういった受け答えは、「一時停止」のサインの役割を果たしてくれて、自分がいかに一般化しすぎているか、妻に気づかせるのに役立っている。

デイヴィッド・レイノルズが書いているように、「人は何かが起きたというだけで、自分で悲劇をつくりだし、人生によけいな苦しみを取り込んでしまうことがある」のだ。

ここで、自問してほしい――自分で人生によけいな苦しみを取り込んでしまったのは、いつだろう? もし同じことをもう一度経験できるとしたら、今度はどうするだろう?

固執する

一つの出来事にこだわること、何度も何度もくりかえし思い出すことによって、いらない苦しみを自分で増やしてしまうこともある。たとえばウォルターという男性の例だ。数週間前に会議の席で、彼は上司と対立した。そして今もそのときの議論のことばかり考えてしまう。自分が言ったことと上司が言ったことを思い返す。自分はこう言うこともできた、ああ言うこともできたとくよくよ考える。あげくに「いったいどうして俺は黙っていられなかったんだ」と思うこともある。

友人の一人は、彼女が六歳の時に亡くなった母親のことが、頭から離れないと言った。「母の日のころよ。主人の母に送るカードを買いに行くでしょう。カードを読んでいるうちに、私の母に送るとしたら、どのカードかしらと思うの。それで『私には母さんはいないんだ』と思い出す。お店を出てからも、何度も何度もそのことを考えて、ひどく落ち込むわ。

自分の子供たちに何かあると、それがいいことでも悪いことでも、すぐに母の死という方向に頭がきりかわってしまうの。『こういう出来事をわかちあえる母さんが、私にはいないんだ』と。

頭の中でこんなふうに考えてばかりいると、みじめになる。もうたくさん、というほどみじめさを感じたら、忙しくするの。引き出しをかたづけたり、友だちに電話して彼女の悩みを聞いたり。生活に没頭して、くよくよ考えるのはやめる」

家がかたづいているか、パーティーにどの服を着ていくか、だれの稼ぎがいちばんいいか、あるいは欲しい車のこと、なんて不公平なんだという思い——そんなことが頭から離れない人もいるだろう。

あなたもまた、どうしても一つのことばかり考えてしまって、自分でよけいな苦しみをつくってはいないだろうか？

自分の思考にコントロールされるのではなく、自分が思考をコントロールする方法の一つに、意識的に思考を集中させるという手がある。何かの計画で忙しくする、請求書の支払いをかたづける、冷蔵庫の掃除をする、子供部屋のかたづけを手伝う、本を読む、家具の手入れをする……。おそらく、その間あなたの思考はひとところに集中していて、あちこち勝手に動きまわることはないだろう。

どうしても思考の暴走を止めることができない時は、祈りの言葉にたよるというのも一つの方法だ。思考を集中して乱れた頭の中を整理できるように、何かの経典を読んでもいいし、祈りを唱えてもいい。

一つのフレーズ、一つの決意の言葉をずっとくりかえすうちに、暴走する思考をおさえることができる。たとえば親戚の人や友人がどれだけ自分を傷つけたか、もしそれが頭から離れないのなら、「**許すことにしよう。そして先に進もう**」と何度も何度もくりかえして言ってみる。離婚の手続きを進めていて、頭の中で、これから別れる夫との争いをやめられそうもないのなら、「**この経験で、私は人間として成長するんだ**」といった決意の言葉をくりかえす。そうすればきっと、自分に意識を集中できて、手綱《たづな》の切れた思考をコントロールできるようになるだろう。


ヒンドゥー教の導師《グル》で、作家でもあるシュリ・イクナット・イースワランは次のように述べている。

「ヒンドゥー教の言い伝えでは、人の心をよくゾウの鼻にたとえる。落ち着きがなく、好奇心が旺盛で、いつもあちこちに向きを変える。（……）私たちの町や村ではよく、宗教的な行列に加わったゾウが道を通る。道は細くてまがりくねっており、両側には野菜や果物を売る露店がならんでいる。そこへあの落ち着きのない鼻を持ったゾウがやってきて、鼻をひとふりし、バナナを一房まるごとつかむ（……）房ごとつかむと、口をぱっくりとあけ、芯《しん》から何からほうりこむ。さらに隣りの露店からは、ヤシの実をすくい上げて、バナナのあとにほうりこむ。バリバリと大きな音をさせながら、ゾウは次の露店へと進んで行く。どんなに脅してもすかしても、動きまわるこの鼻を落ち着かせることはできない。

けれど自分のゾウを知りつくした賢いゾウ使いなら、行列がはじまる前にゾウの鼻に小さな竹の棒をつかませる。そうすれば、ゾウは顔をあげ、バトンを手にした鼓笛《こてき》隊長よろしく竹の棒を高くかかげて、誇らしげに歩くのだ。もうバナナにもヤシの実にも見向きもしない。ゾウの鼻にはしっかりと握っているものがあるからだ」

●マインドフル・ブリージング

どうしても頭から離れないこだわりを取りのぞく方法は、ほかにもある。「マインドフル・ブリージング」(意識をいま、ここに焦点合わせするための呼吸法)と呼ばれる仏教的な呼吸法だ。特定の思考が始まってしまったらいつも、まず落ち着いて、この意識的な呼吸にきりかえよう。すぐにあなたを現在に連れもどしてくれるはずだ。

マインドフル・ブリージングでは、意識を呼吸に集中させる――吸って、吐いて、吸って、吐いて……。さあ、やってみよう。

――ゆっくり、ゆっくり、吸い込んで、お腹にいっぱい吸い込んで、
――ゆっくり、ゆっくり、吐き出そう。
――ゆっくり、ゆっくり、吸い込んで、お腹にいっぱい吸い込んで、
――ゆっくり、ゆっくり、吐き出そう。

呼吸に意識を集中すると、頭の中であれこれ考えることが不可能になる。場合によっては、呼吸に合わせて決意の言葉をくりかえすのも効果的である。

ベトナムの高僧ティク・ナット・ハンが次のような「ガータ」(偈《げ》)をつくっている。こだわりを抑え、意識を今ここにとどめておくのに役立つだろう。一行目を読みながら息を吸い込み、二行目で吐き出す。三行目で吸い込んで、……。ゆっくり、ゆっくり続けよう。

息を吸い込む――私は、息を吸っていることに気づいている。
息を吐き出す――私は、息を吐いていることに気づいている。
吸い込む息が深くなるにつれ、
吐く息はゆったりとしてくる。
息を吸えば、心は静まり、
息を吐けば、心は安らぐ。
吸い込みながら、ほほえんで、
吐き出しながら、思考を手放していこう。
息を吸い込む――ここには、「今」しかない。
息を吐き出す――この「今」は、すばらしい。

もう一度この文章を読み、それに合わせて呼吸してみよう。

マインドフル・ブリージングを行なうと、時々「あれをやると不安でたまらなくなる。ただ坐って、呼吸に神経を集中させているなんて、時間のむだのような気がして」とあとで言ってくる人がいる。こういう人はすでにたくさんのことをやりすぎていて、少し生活のペースを落としたほうがいい場合が多い。こうした方法は、今はまだできないと思う人もあるかもしれないが、それは別にかまわない。来月でも来年でも、試みてみればいいのだ。

マインドフル・ブリージングの応用として、この呼吸を歩きながらやってみるのもいい。欧米式の文化で生活している人には、一度にいくつかのことをやっていなければいけないと思いこむ傾向があるので、このほうが効果的なこともある。

あなたの思考はどこに集中しているか——過去？　現在？　それとも未来？

朝、目ざめた時、あなたはまず何を考えるだろう？　昨日、何かがっかりしたことだろうか。それとも頭の中ではもう仕事を始めていて、同僚と話しているのだろうか。あるいは、このベッドはなんて寝心地がいいのだろう、枕も気持ちがいいし、と思うのだろうか。

歯を磨いている時はどうだろう？　昨晩のテレビ番組のことを考えているか。その日に終わらせたい仕事のリストをつくっているのか。それとも歯ブラシの感触を味わいながら、口からあふれる歯磨きの泡を眺めているのか。

●過去にとらわれる

ジミー・Gという男性の話は忘れられない。これはオリバー・サックスの著書『妻を帽子とまちがえた男』（邦訳、晶文社）で読んだ話だ。

ジミー・Gは四五歳、神経系の障害をもっている。その障害のせいで、ジミーにはつい最近の記憶がない。たとえば医師が診察して部屋を出る。数分後に医師がもどってみると、彼はその医師と会ったことを忘れているのだ。

「ジミーに何を話しても何を見せても、たいてい二、三秒後には忘れていた。(……)彼には過去が(そして未来も)ない。たえず変動して、何の意味ももたない瞬間、瞬間を生きるだけだ」(高見幸郎・金沢泰子訳)

あなたという人間をつくるのに、記憶は大切な役割を果たしている。過去からのつみかさねで今のあなたがいるのだ。現在を生きるにも、たえず記憶の力を借りている。将来の計画をたてるにも記憶が必要だ。人は記憶があるから前日のことを思い起こすことができる。友だちと会話ができる。子供たちや連れ合いの顔、職場の様子を頭に思い浮かべることもできる。失望したことや、ずっと前にとった休暇のことを思い出すこともできる。リンゴやレモン、スイカの果肉をかじった時の歯と舌の感触も覚えている。


デニーズという女性のセラピーを始めた時、彼女は自分がいちばん幸せだったのは高校時代だといった。チアリーダーで、どんな機会《とき》でも連れのボーイフレンドには不自由しなかったし、いい友だちもたくさんいた。とくに勉強が好きだったわけではないけれど、成績もよかった。高校を卒業してまもなく結婚して、息子が生まれ、ほかの州に引っ越した。夫が暴力をふるうようになったのはそのころだ。一年後、デニーズは離婚して故郷にもどった。それから八年間、ずっと一人で息子を育てている。

彼女が私のところへきたのは、ボーイフレンドに捨てられて、気持ちがふさぎ、寂しくなってのことだった。朝起きて、息子を学校に送り出すこともできない。体重もかなり減ってしまった。友人や家族も心配していた。話していると、デニースは何度もこう言う。「私の人生でいちばんいい時は終わってしまったわ。高校時代にもどることさえできたらねえ」

過去のことを考えすぎる人には、私はよくデイヴィッド・レイノルズの次の文を引き合いに出す。

「勢いよく流れる水は、途中にある障害物にかまわずに流れていく。突き出した岩や沈んだ丸太にぶつかって負った傷のことを、止まってくよくよ考えたりはしない。ゴールに向かって進み続ける。行く手をはばむものがあればそれにぶつかり、自らの形を変え、そして下流に向かって進んでいく。自分の存在について永久不変の話を創りあげるような想像力は、水の流れにはない。今流れるという目的意識の中に、自らの傷を洗い流していく。水に傷跡は残らない」

●未来のことばかり考える

過去にとらわれた人の正反対が、未来のことばかり考えている人である。いつも次の支払い、次の取り引き、次のセックス、次の買い物、次のゴルフ……。これからこうなるだろう、ああなるだろうとばかり考えているから、**現在のことがまるで目にはいらない**。

私が以前につきあいのあった夫婦のご主人は、いつでも先のことばかり考えていた。芝居を観る前に、いっしょに夕食をとろうという話になったとする。彼は注文する前から、店を出る時間を告げる。レストランを出たら今度は、いい場所に駐車するために、劇場に急がなければならない。芝居が終わると、彼は幕がおりる前に劇場を出たがる。そうすれば渋滞に巻きこまれないから、そうすれば家に早く帰れるから、そうすれば早く寝られるから、そうすれば翌朝さっと起きて、急いでスポーツジムに行くことができるからだ。

ときには先のことを考えるのも大切である。転職したければ、履歴書を準備しなければならないし、娘が結婚するのなら、結婚式の段取りを決めなければならない。会社を経営しているのなら、五年先あるいは一〇年先を考える必要がある。しかし将来のことばかり考えていると、現在に目がいかないこともあるのだ。

私の学生が「今学期は五科目履修しています。さっさと単位をとって、ぼくの人生を前に進めたいと思ってるんです」と言う。この学生が忘れているのは、彼の人生は**今**、進んでいるということだ。もし自分が受けている教育を「将来のためにやり終えるべきもの」としてではなく、いま進行している人生の一部としてとらえることができれば、彼はもっと楽しく勉強できるだろう。

●心配性の人へのアドバイス

心配性の人というのは未来志向の強すぎる人間だ。「飛行機は定刻に着くだろうか」「銀行は融資してくれるだろうか」「彼から電話はあるだろうか」とばかり考える。

農業で生計を立てている私の友人は、心配性の人に対する答えは一つだけだと言う。近所に住む年老いた農夫から学んだことだそうだ。

あるとき、生まれたばかりの子牛について「死なないだろうか?」と、心配そうに彼の意見を求めると、農夫は子牛をじっくりと見ながらこう答えた。「そりゃあ死ぬか死なないかのどちらかだろう」

その年の後半に、何もかもがカラカラに乾燥しているのを心配した女性が、いつ雨が降るのだろうと思い、農夫にたずねた。「雨はもうすぐ降ると思いますか?」するると農夫は答えた。「降るか降らないか、どちらかだろう」

先のことが心配でたまらなくなったら、この「そりゃあどちらかに決まってる」式の考え方をすればいい。

心配性の人への提案を、他にもいくつかあげておこう。

・実際には起こらなかった心配事のリストをつくってみよう。書き出してみると、大局的な見方ができるようになるものだ。
・心配事は友人に率直に話してみよう。医者をしている私の友人が、訴訟に巻きこまれたと友だちに言うと、友だちの何人かが同じような経験の話をしてくれた。他の人の経験談を聞くと心が落ち着いたという。
・神さまに話しかけよう――そしてその言葉に耳をかたむけよう。(第13章を参照)
・何かやることを見つけ、忙しくしてみよう。ファイル棚のかたづけでもいい。道具箱の整理でもいい。何かをしている最中は、心配事はなりをひそめているものだ。
・牧師、僧、司祭など、あなたが信じる聖職者の助けを求めるか、あるいはセラピストの力を借りよう。他の人たちはどのようにして心配な気持ちをおさえているのか、それについての本を読もう。たとえばエドワード・M・ハロウェルの著書『心配をなくす50の方法』(邦訳、松柏社)のような本である。

本当にあるのは「現在」だけ

過去も、現在も、未来も、すべてあなたの人生の一部だ。しかし現在行なっていることに、思考の大半を集中できたらいちばんいい。**本当にあるのは現在だけだからだ。**過去は過ぎてしまっているし、未来はまだ起きていないのだ。

たとえば、庭にデイジーを植えている時には、きのう職場で何があったか、六週間先の休暇に何をするかは考えず、今、あなたが土に植えている植物のことに気づきを向けよう。鉢から取り出そうとする時は、根がどれだけ鉢にからまっているかに目を向ける。土を掘りながら、シャベルから手に伝わる感触を味わう。根を地面の穴に入れる時には、土の温度を感じる。根元の土をたたいてやりながら、花の立ち姿をじっくり見る。少し離れて、庭におさまったデイジーを観賞し、楽しもう。これこそ、今現在を満たされて生きるということだ。

『意識を高める方法(*Handbook to Higher Consciousness*)』の中で、著者のケン・キーズ・ジュニアはこう書いている。

「いちばんいいのは、過去のことを話して時間をむだにしたりしないこと、過ぎたことにいつまでも意識をとどめないことだ。過去のことでたえず心が乱れていると(そこからわき出てくる言葉の力もあって)、人生の今この瞬間を充実して生きることができない。(……)

また、いつも未来のことで頭がいっぱいなら、自分にとって最高の未来にすることができるのかというと、そうでもない。(……)生きる上での問題の本当の解決法が見えてくるのは、(……)しっかりとまわりの人に耳をかたむけ、まわりのものに目を向ける時である」

現在を満たされて生きるということは、「何をするにも、広い心とゆったりとした気持ち、敏感に気づく目をもって臨むこと」なのだ。

あなたという人間を決めているのは、あなたの思考

アイデンティティー、つまりその人がどういう人間であるかというのは、まず第一に、自分自身や周囲の状況、自分が体験する出来事について、その人がどう考えているかである。自分がどう考えるかで、どう感じるかが決まってくるものだし、どう考えどう感じるかで、その人の行動は決まってくる。

何かを考えても、だれかに何かを言われても、それについてとくに何の感情もいだかないこともある。そうかと思えば、すぐに反応して、心の中に激しい感情が生まれることもある。状況を見て肯定的な解釈をすれば、幸福感を感じるだろう。心が歓喜に満たされることさえあるかもしれない。逆に否定的な解釈をすれば、挫折感を感じたり、イライラしたり、腹が立ったり、あるいは悲しくなったり、打ちのめされてすっかり自信を失ったりすることになるだろう。こういった思考や感情にしたがって行動するもしないも、あなたしだいだ。

かりに「しばらく彼女から音沙汰《おとさた》がないな」と思ったとする。次に考えるのはこんなことかもしれない。「ぼくのことで何か怒っているんだろうか。何か気にさわるようなことをしただろうか。ここのところ三回、ぼくのほうからばかり電話している。きっと彼女からかかってくるのは、ぼくの助けがいる時だけなんだ。ぼくがどうしてるかなんて、本当はどうでもいいんだろう。ぼくだって、彼女と友だちでいる必要なんかないんだ。喜んで友だちになってくれる人はほかにもたくさんいるんだから」

ここまで考えるのに何秒もかからないが、その間にいろいろな感情が生まれてくる。この場合は、おそらく心を傷つけられ、怒りをおぼえることになるだろう。そして自分の思考や感情のままに行動することを選ぶのかもしれない。「彼女にはもう絶対に電話しない」と決心したり、電話してけんかを売ったり。しかし同時に、いつまでもこんなことを考えるのはやめて、何かほかのこと（たとえば呼吸とか、部屋の整理とか）に集中しようと思うこともできる。そうすれば不快な感情もいつしか消えるだろう。

自分の否定的な考え方や、その思考から生まれた不快な感情、その後にとりやすい行動によって、私たちはよく他の人たちや自分自身を傷つけてしまう。

人間を決めるいちばん重要な部分は感情だと考えるセラピストもいるが、私はそうは思わない。そこまで感情を重視してはいない。セラピーを受けにきた人が失業したと言った時、夫とけんかをしている時、私は彼女の気持ちはたずねない。聞かなくてもわかるからだ。彼女の感情はその声を聞けばわかるし、目や顔、しぐさを見れば読みとれる。悲しみ、いらだち、挫折感、心配、当惑、嫌悪、罪悪感、喜び、満足感、幸福感、こういった感情は聞かなくてもたいていわかる。

人間が人間らしくあるために、感情は欠かせないものだ。悲しみを感じるということは、あなたが今、傷つきやすい状態にいるということだ。恐怖心は危険を警告してあなたを守り、ときにはあなたの不安感をあらわに示す。怒りをおぼるのは、相手を支配したい気持ちの現われで、自分の強さを示したいという場合もある。罪悪感は自分の行動をチェックするのに役立つ。寂しいのは他者への愛情を求める気持ちの現われだ。嫌悪感のおかげで不快な状況を避けられるし、やる気を起こすこともある。幸福感や歓喜の思い、畏敬の念をいだくのは、あなたが喜びや愛、人との深い関わりや一体感を受け入れることのできる人だからだ。

しかしながら、ほとんどどんな感情も、それを生み出しているのはその人の思考、考え方だ。そして当人の行動を方向づけるのも、抑制するのも、その人の思考なのだ。感情によって、人は自分が欲しいものや必要とするものに向かっていったり、他者の欲求や必要とする気持ちを、自分の気持ちより優先させたりもするが、その感情を生み出しているのも、やはり思考なのである。つまり人の人生や人間関係を決めているのは、何よりもまずその人の思考だということになる。

あなたの思考を意識して観察しよう。思考をチェックし、主導権を握ろう。暴走しそうな思考の手綱を引き、少し離れて見る技術を身につけよう。そうするうちに、あなたは心の自由をかちとり、自分のSAを高めて、それをうまく働かせながら日々を生きていくことができるだろう。

第7章
まわりの批判ばかりして、人生を台無しにしていないか？

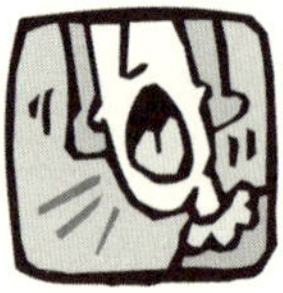

批判でいっぱいの心には、ひとかけらの知恵もない。——作者不明

休日や誕生日に、私はよく仲間とパーティーをひらく。おしゃべりしたり、笑ったり、ジョークをかわしたり、乗馬を楽しんだり、世相について語ったりする。それからたいてい夕食をともにする。食後はちょっとしたゲームで遊ぶ。もう何年も前からおなじみのゲームだ。

まずだれかがテーブルから自分の食器をどけて「ほら、テーブルをぜんぜん汚さなかったでしょう」と言う。

他のメンバーも負けずに自分の食器をどけ、目の前のテーブルクロスを点検する。ちょっとでも染みがついていたら、みんなにはやしたてられる。

ある男性が、いつもいちばんの汚し屋にされてしまう。食べちらかした跡を容赦なくからかわれても、彼は楽しげに笑っている。

この前の集まりでは、その男性がゲームを始める役になった。「ほら、ぼくの場所を見て。ひとつも染みがついていないでしょう。ぼくの勝ちだ」

みんなは自分の前のテーブルクロスとじっくり比べて納得し、彼の勝利を認めた。口々にほめそやしていると、男性の妻がいやみな言い方で口をはさんだ。「家でもそのくらい、きれいにしてくれればいいのにね」このいやみが聞こえた人は、夫の気持ちを思っていたたまれない気分になった。この妻にはだれも、夫に対するほどの好感がもてなかったのは言うまでもない。

彼女は、夫が勝利を得たその瞬間に批判をあびせて、勝利に水をさそうとしたのだろうか。いやみな言い方は、夫よりも自分にみんなの注意をひきつけようという意図からだったのだろうか。そのとき彼女は何を考え、何を感じていたのだろう。なぜこんなことを言ってしまったのだろうか。

悲しいことに、こんな態度をとるのはこの妻だけではない。夫婦というのは遠慮なくおたがいを批判しあう。たいていの親は子供を、一日に何度も口やかましくとがめる。同僚や上司も、批判的なコメントをとばしあう。友だちはずけずけと批判して笑うか、批判したい気持ちをかくして親切めいたアドバイスをする。

どうして世の中にはこんなに、あら探しをする人がいるのだろう。批判された相手がどんな気持ちになるか想像できないのだろうか。批判すれば人間関係にひびがはいり、敬遠され、恨みもかう。親しみや愛も遠ざけてしまう。それだけでなく、自分のSA＝気づきの力も弱まってくるのである。

これから紹介するエピソードには、批判的な人物がたくさん登場する。読みながら自分に問いかけてほしい、「私も似たようなことをしていないだろうか？」。

毎年、父、母、成人した娘三人と息子一人のベイカー一家は、マリー伯母さんの家を訪ねて春の大掃除を手伝う。これは一家から伯母さんへのプレゼントである。

今年の大掃除では、テラスに置いてある家具を移動して洗った。仕事を終えたあと、みんなですわって出来ばえに満足していると、母親が言った。「あの椅子の脚にはまだ汚れがついてるじゃない。きっとお父さんが洗ったのね」

だれも、何も言わなかった。でも「ほらまた始まった」と、たがいに目くばせをした。

それからしばらくして、暑いなか、父親がずっと庭木の手入れを続けていたことに娘の一人が気づいた。そこで娘はドアをあけて父親に呼びかけた。「お父さん、中にはいって休んだら。働きすぎよ」ところが父親が返事をする前に、母親が甲高《かんだか》い声でこう言ったのだ。「どうせはいって来やしないわよ。お父さんのことはわかってるでしょう? 何かやり残したことはないかと不安なのよ」

夜になって、みんなで食卓につき、自分の皿に料理をよそっている時、母親はまたも父親に批判の一撃を加えた。「ちょっと、そのポークチョップを回してくれない? それとも一人占めするつもり?」

この母親は、**自分の否定的なものの言い方にみんながうんざりしていることに気づいていない。**マリー伯母さんの手伝いという良いことをしているのに、批判的な言葉のせいで、家族の愛と尊敬を失っている。子供たちは自分の父親の悪口を聞きたくないということがわからないのだ。

次のラルフという男性のエピソードを読めば、彼が悪気はないのに自分の楽しい夕べを台無しにしていることがわかるだろう。きっかけは、ジャネットがラルフに映画を見に行こうと誘ったことである。

「ラルフ、今夜は映画を見に行きましょうよ」

ラルフは答えた。「気がのらないなあ」

ジャネットはがっかりした。「そうなの。でも私は行くわ」そしてジャネットが出かける仕度をしていると、ラルフはいきなりテレビを消して、やっぱり自分も行くよと言った。

一人で出かけるつもりになっていたジャネットはラルフに確かめた。「あなた、本当に行きたいの?」

ラルフはもちろんと返事をした。

だが映画館の駐車場に車を乗りいれながら、ラルフはつぶやいた、「まだ前の回の上映が終わってないじゃないか。前の回の車がまだ置いてあるのに、どこへ駐車したらいいんだ? 映画館がちゃんと予定通りに上映してくれればいいのに」。

チケットを買う列に並んでいると、ラルフは、列の長さから見ると最近そこそこ面白そうなのはこの映画ぐらいらしいな、と言った。ラルフのいらだちを察したジャネットは、他愛のない話をしてラルフの気をそらせ、これ以上、批判的なことを言わせまいとした。

ようやく入場すると、ジャネットは、ポップコーンを買ってくるから席をとっておいてとラルフに頼んだ。「ポップコーンを買うだけのために、あの列にならぶつもりなのか?」

やがてポップコーンを手に、ジャネットはラルフの席までやってきた。そのジャネットを見て、ラルフはこう言った。「飲み物は何も買ってこなかったのか?」

「ええ。飲み物も買ってきましょうか?」とジャネット。

「別にいいよ」

「でも行ってくるわ。あなたが何か飲みたいって気がつかなかったのよ」

「今はいらない」

黙ってすわって上映を待ちながら、ジャネットは、飲み物を忘れたことへの気まずさにさいなまれ、ラルフに否定的な言い方をされたことにいらだっていた。

ラルフは上映中に一度、ポップコーンがしけているとつぶやいただけだった。

映画が終わって、ジャネットは感想をたずねた。「この映画、どうだった?」

ラルフは肩をすくめた。「まあまあじゃないかな」

二人は無言のまま車を走らせ、家にもどった。

批判は双方の心を傷つける

批判すればみんなが傷つく。批判された側が傷つくだけでなく、批判した側にもその報いが返ってくる。だれかを批判すれば、相手の心は必ずあなたから離れていく。批判的なことばかり言っていると、だれも自分の希望や夢を話してくれなくなる。**あなたに親しみも感じなければ、そばにいて安心感も得られないからだ。**よかれと思ってした批判でも、人々を遠ざけてしまう。

結婚生活のカウンセリングを受けにきた夫婦に「お二人の結婚生活にどんな問題がありますか?」とたずねると、たいてい「妻が口うるさいんです」「夫が批判ばかりするんです」といった答えがかえってくる。どちらかが批判ばかりするというのは、浮気や怒り、問題を処理する能力がないこと、約束を守らないことなどとならんで、結婚生活のカウンセリングではよく訴えられる問題である。

私は、家庭で口うるさい人にはこう話をする。「**ほかの人は、あなたの要求や期待にこたえるために生まれてきたのではありませんよ。**結婚したからといって、あなたの配偶者は批判されることや命令されることに同意したわけではないのです。すぐにおやめになってはどうですか」

たとえば、妻をずっと欺《あざむ》いてきた男性のセラピーをしているが、彼の妻はものすごく怒っている。セラピーの時点で、二人は別居中である。二人で解決のための話し合いをするたびに、妻は夫を批判する。妻の怒りや批判はもっともだし、その気持ちもわかるが、この結婚を救う手立てにはならない。夫に裏切られた妻がひどく傷つき、夫のせいでその痛みと闘わなければならないのは事実だ。しかし批判しても傷を癒すことにはならず、ただ本人の傷を深くするだけだ。

ある朝、私がオフィスに着くと、数年前にセラピーを受けた男性が外で待っていた。髭《ひげ》もそらず、むさくるしい格好をしており、衣服も乱れている。

オフィスに招き入れると、彼は泣き始めた。前夜は車の中で眠ったという。もうこれ以上、口うるさい妻と顔をつきあわせて夜をすごすことはできそうになかったから。別れる気はないが、妻に命令され続けることにも我慢ができない。自分にも変えるべき点があることは自覚しているが、それでも妻の批判は容赦がなさすぎる。

彼の妻は、結婚生活のカウンセリングを受けることを承知した。そして夫のほうはもっと家のことに責任をもち、家事も引き受けることにした。さらに妻のことをもっとよく理解し、妻を抱きしめて「愛してるよ」と告げ、感謝の言葉も忘れないようにした。妻は、夫が家事を手伝ってくれる努力を認め、批判的なコメントはいっさいしないようにした。

セラピーに来る女性のなかには、口うるさい母親と何とかうまくやっていけるようになりたいという理由で来た人が多い。たいてい、母親を愛してはいるが、母親のそばにいることには耐えられないと言う。あまりにも口うるさいからだ。

母親に対する不満はどの人の場合もよく似ており、こんな具合である。

「母は、自分は寂しくて友だちもいないと言います。それなのに、友だちを批判してばかり。友だちのやることは、みんなおかしいんだそうです」

「母はいつも父への不満ばかり口にしています。たしかに父といっしょに暮らすのは骨が折れるけど、私も不満を聞かされてばかりではたまりません」

「母はだれについても、いいことを言ったためしがありません。文句を言ってばかりです。もう、そばにいるのは耐えられません」

娘たちは母の人生の一部をわかちあいたいと望んでいるのに、当の母親が、否定的なもの言いをして娘を遠ざけている。

たいていの親は、成人した子供や孫にそばにいてほしいと願っている。それは人生の喜びだ。それなのにあまりにも多くの親が、まわりに批判をぶつけては子供たちを遠ざけている。成人した子供へのアドバイスは、求められないかぎりしてはいけない。母親のする「親身のアドバイス」が、実は母親自身を傷つけることになる。子供から敬遠されるからだ。子供たちに避けられていると気がついたら、自分の言動を反省して、SAをもっと働かせ始めなければならない。

あなたは「あら探し屋」?

批判的な人は、つねにものごとや人のあらを見つける。問題点を指摘せずにはいられない。**あら探し屋にとっては、どんなものにも良くない点や正しくないところがある。**そういう人と食事に出かければ、料理が焼きすぎだとか生焼けだとかと言う。レストランの料金は高すぎる。サービスがなっていない。あら探し屋が政治を語るのを聞けば、この国に未来はないような気分にさせられる。彼らと同じ車に乗るのは、もはや拷問にひとしい。行きかう車のだれもが運転を知らないと言う。あら探し屋が新聞を読んだり、ニュースを聞いたり、テレビを見たりすれば、世界中の大問題にばかり関心をひきつけられる。

あら探し屋には、ほかにも共通する性格がある。ほとんどいつでも、自分にも他人にも完璧であるよう期待する。満足することはめったにない。あら探し屋の心を占めているのは、たいてい、「まだできていないこと」「しなければならないこと」である。彼らはたくさんの〝すべき〟ことに支配されている。批判的な人たちはたいてい責任感が強く、仕事をまかせても安心できる。「有言実行」の人なのだ。

彼らのお気に入りの言葉は「ああしなさい」「こうしなさい」「こうしたほうがいいぞ」「どうしてやらないんだ」「あなたはこうすべきじゃないのか」などである。私の気づいたところによると、こうした人物は、よく人さし指をふって意思を伝えようとする。だからセラピーで私は、いつもこう言っている。「指示棒をふるのはやめましょう」

あなたはどうして、そんなに批判的になったのか？

人が否定的なことばかり言うようになるには、いろいろな原因がある。

あら探しには遺伝する傾向もある。感情の持ち方を遺伝として受けついだために、刺激に対して強く反応するようになる。ほかの人よりも気をもみやすい。また悲観的になりがちである。こうした傾向に加えて、批判的な人物には、よく他人と比較される競争的な環境で育てられた人が多い。

たとえば、母親が娘にこんなふうに言う。「勉強さえすれば、お兄さんと同じくらいの成績がとれるのに」「お兄さんは散らかしっぱなしにしたことはないでしょ？　あなたはなんで自分のものをかたづけられないの？」その結果彼女は、世の中を「競争」という視点で見るようになる。そして、人々や出来事や状況をつねに比較するようになり、批判がましくなる。

口やかましい父や母に育てられたせいで、批判的になる人もいる。明けても暮れても批判的な言葉を聞かされ続け、ものごとを批判的に見るのが習い性となるのである。

配偶者が批判的だったり、批判的な人といっしょに働いていたりして、自分も口やかましくなる人もいる。人間は毎日、知らないうちにまわりの人から影響を受けている。周囲の人のボディランゲージ、使う言葉、彼らが自分の気持ちを表現したり問題を論じたりするやり方、彼らの意見や価値観に影響されるのだ。まわりの人が批判的であれば、あなたの考え方や行動もしだいに彼らの色に染まってくる。

ときには、つらい人生を歩んだせいで批判的になることもある。身勝手な相手と結婚していたり、金銭問題に悩まされていたり、慢性の病気をかかえていたりする場合だ。

私のセラピーに、子供を亡くした男性が来たことがある。そのせいで、彼はだれに対しても批判的になっていた。自分は苦しい経験に耐えてきたのだから、他人を批判したりつらくあたったりする権利があると感じていたのだ。自分が耐えたのと同じだけの苦しみを、他人も耐えるべきだとでもいうような態度だった。

また、年をとるにつれて、いっそう批判的になる人もいる。思うような人生を歩めなかったし、子供は期待どおりに育ってくれなかった。老後のたくわえも乏しい。友だちは去って行くか亡くなるかして、自分の世界がだんだん狭くなる。健康問題にも悩まされ、昔は簡単にできたことができなくなってくる。

批判の手口

批判には、いろいろなやり口がある。よくあるのは、だれかの性格、容姿、考え方、生き方に対して批判的なコメントをすることだ。批判的なコメントには、言葉によるものと言葉によらないものがある。

これまでに私が聞いた批判的なコメントをいくつかあげてみよう。

「お腹が少し出てきたんじゃない、ピート？」

「あんたの耳はでかいなあ」

「サム、髪の毛はどうしたんだい。そろそろオヤジさんと呼ばなきゃならなくなるかな」

「なんでそんなにバカなんだ」

「ラリー、その鼻の上についているものは何だい？」

「そんなくだらないアイデアは聞いたことがないよ」

批判的なことを言うだけでなく、批判的な質問をする場合もある。

ある母親は、一二歳の娘が学校に着て行くために選んだ服が気に入らなくて、こう問いただす。「なぜそんな服を学校に着て行くの？」娘のヘアスタイルにも感心しない。「どうして今日は、髪をとかさないのよ」

私が買おうと思っているコンピューターの話を聞いて、ある友人はこう言った。「いったいなんでそんな機種を買うの？」もちろん、彼女の言いたいことははっきりわかった。

以前いっしょに働いていたある男性は、批判をこめた質問ばかりしていた。仕事のミーティングに出席していた時、彼はある女性にこうたずねたものだ。「いったいあなたの歳はおいくつなんですか?」彼は他人の平静さを失わせるのが、信じられないほど上手だった。自分のことも、自分の態度のせいでどれほど避けられているかも、まったくわかっていなかった。

面白いことに、**だれかに近づく手段として批判的なことを言う人**がいる。たとえばケヴィンという男性は私に会うたびに、妻の悪口を言わずにはいられない。きっと、妻の悪口を言えば私ともっと親しくなれるとでも思ったのだろう。妻を敵にして二人で共同戦線をはるかのように。だが実際には、その態度のせいで私は彼を避けるようになってしまった。

ほかにも、**ほめたあとで否定的なことを言って最初のほめ言葉をゼロにする**というやり口もある。キャリアのあるミュージシャンが、サックスのレッスンを受けていた。とくにむずかしい曲を演奏しおわった彼に、先生はこう言った。「なかなかうまく吹けたね。驚いたよ」

ミュージシャンは、それを聞いて嫌な気持ちがして、先生がいっそ何も言わなければよかったのにと思った、と話してくれた。

また、あるおばあさんが孫娘を買い物に連れて行った時のこと。帰宅しておばあさんは、孫娘の母親である娘にこう報告した。「とっても楽しかったわ。でも、あの子はお金の価値がわかってないわね」

このコメントで彼女は、孫娘だけでなく自分の娘も批判している。どうしてこんなことを言うのだろう。何の目的があるのだろうか。

批判的なことを言う人は、「ルカによる福音書」第六章第四一節の言葉を自分自身に問いかけるといい。「あなたは、兄弟の目にあるおが屑《くず》は見えるのに、なぜ自分の目の中の丸太に気づかないのか」(『聖書』新共同訳、日本聖書協会)

●言葉によらない批判

結婚生活のカウンセリングをしていていつも驚かされるのは、**夫婦が何も言わなくてもどれほど巧みにおたがいを批判できるか**ということだ。口をあけ、頭をそらせてあごを突きだし、意味ありげに眉をあげ、胸の前で腕をくんでみせる。こうした仕草で、次のようなメッセージを伝えているのだ。「お前はバカだし、嘘つきだ。何を言っているか自分でもわかってないだろう」

こうした無言の態度を見せられると、私はよく、スポンジのボールをぶつけてあげる。これは「おやめなさい」というサインであるとともに、自分の態度に気づいてもらうためでもある。夫婦のセラピーが始まったばかりの時は、私は一回のセッションで、否定的なメッセージを送る無言の態度に気づかせるため、二〇回ぐらいはボールをぶつける。セッションを重ねて行動にも変化が出てくると、今日はボールを少ししかぶつけられなかったとクライアントは冗談を言うようになる。

ここで、あなたが自分のからだを使ってどんなふうに非難のメッセージを送るかふりかえってみてほしい。目を細めたり、唇を引き結んだり、聞きわけのない四歳児よろしくあごを突きだしたりしていないだろうか。

いらだちを見せるのも、無言で批判するやり方である。たとえばむっとした顔つきで列に並ぶ。右足から左足へ、またその反対へと体重を移す。胸の前でこれ見よがしに腕をくむ。目を大きく見開き、頭をそらせ、かすかに首をかしげれば、こう言っているのと同じことだ。「なんてひどい店員でしょう。私のほうがずっと手早いし、気がきくし、役にたつわ」

もう一つ、心にとめておいてほしいことがある。**たとえ正しい批判でも、批判によって相手を変えることはできない**ということだ。

たとえば、夫の帰宅がいつも遅いとする。あなたは何度も、遅くなるなら電話してねと頼む。夫は電話するよと答えるものの、その約束を守ったことはない。そこであなたは夫と対決し、批判し、説教をする。

それで夫は態度を変えるだろうか？　けっして変えはしない。

ひどい成績をもらって帰ってくる子供に、親はしつこくこうくりかえす。「勉強しさえすればいいのにと言ってるだろう。自分の人生をだめにしているのがわからないのか？」

こうやって批判すれば子供の成績が上がるだろうか？　けっしてそうはならない。家の中を緊張と敵意でいっぱいにするだけだ。

批判が役にたつことがあるか？

「批判が役にたつことがあるだろうか？」ときかれることがある。もちろん。子供の行儀の悪さを親がたしなめるのは当然だ。従業員の仕事ぶりに問題がある時に、雇い主がする批判も適切といえる。またセラピスト、教師、聖職者、友人が、破滅的な行動をとる人を批判しなければならない場合もある。何らかの評価が必要な時、求められている時には、だれかを批判せざるをえないこともある。だが批判するなら、建設的な内容にすべきだ。

建設的な批判であるためには、次の三つの条件が必要となる。

1. 両者のあいだに、批判してもよいという了解があること。批判する側となるのは両親、教師、編集者、監督者、親友などである。
2. 批判的な意見は、**その問題だけに対して具体的に行なう**こと。
3. どこを変えたらいいかというアドバイスをともなっていること。

本当に建設的な批判なら、以上の三つの条件を備えているはずだ。

その反対に不適切な批判とは、**相手から求められてもいない否定的な意見**のことだ（**つまり両者のあいだに了解がない**）。また批判が具体的でなかったり、大ざっぱなものであったり、どう変えたらいいかというアドバイスのない場合も不適切といえる。

たとえば、提案書を書いているエンジニアに上司がこう言ったとする。「ひどい文章だな。情けない。君たちエンジニアってのは、学校で書き方を教わらなかったのか？」これを建設的な批判とは言わない。不適切な批判だ。この場合、二人のあいだに批判してもいいという了解はある。上司の仕事は、出された提案書を検討することだからだ。しかしこの言い方ではエンジニアへの批判が一般的すぎるし（エンジニアの仕事をしている者はみんないい文章が書けないと言っている）、改善のためのアドバイスがない。

もう一つ例をあげよう。父親が娘にこう言うとする。「めそめそ泣くのはやめろ。ほんとに泣き虫だな」この二人には了解があるし（親が子供をたしなめている）、アドバイスは具体的だが（「泣くのはやめろ」）、批判の内容が一般的すぎる（「泣き虫だな」）。したがってこれも不適切な批判である。

妻が夫にこう言うとする。「だらしないわね。どうしてあとかたづけができないの？」この二人の場合、こういう批判をしてもいいという了解はできておらず、批判は人格攻撃になっていて、具体的なアドバイスがない。

ここで自分が口にしたことのある批判を思い出し、それが建設的だったか不適切だったか、右の条件と照らしあわせてみてほしい。それはあなたのSAを活かすことにもなる。

不適切な批判をやめる

不適切な批判を減らすための第一歩は、衝動的に批判しないと決心することである。「衝動的に批判するのはもう絶対やめることに決めた」と自分に言うのだ。

次のステップは、一週間、自分が口にした批判的なコメントをすべて書き出してみることである。自分の発言を記録すれば気づきがより高まるし、自分の言葉に責任をもつようになる。

私はこのテクニックを使って、ある母親と二四歳の娘のカウンセリングをしたことがある。娘は金銭問題に困り、しかたなく実家にもどってきていた。母娘とも、おたがいに相手を口やかましいと思っていた。その口やかましさのせいで、いっしょに暮らしてもうまくいかないだろうと心配していた。

次に記すのは、母親がいだいた批判だが、幸いなことに心に思っただけで口にしてはいない。

・朝、起きたらいちばんに歯を磨かないの?
・洗濯してないシャツを、また着るつもりなの?
・エンジンがこわれる前に、車を修理したらどうなの?
・今日、四回目のシャワーじゃないの?

・そのブラウス、ボタンが取れてるわよ。
・眼鏡はちゃんと持ってるの？
・テレビを見るのはやめて、もっと意義のあることをしたら？
・部屋がブタ小屋みたいになってるわよ。あなたにはプライドというものがないの？
・友だちに折りかえし電話するのを忘れないで。

娘の母親批判リストは次の通りである。

・その靴は恥ずかしいわ。
・どうしてショートパンツとサンダルという格好でストッキングをはくの？　変だってことがわからないのかしら。
・もっと速く運転できないの？
・頭のカーラーをとりなさいよ。
・足の毛を剃らないの？
・ずっとそこに突っ立って、私の会話をぜんぶ盗み聞きするつもり？
・それを着るつもり？　一〇〇年前の服みたいよ。
・少しは落ち着いて、リラックスしたら？

セッションのあと、数日のうちに、二人はリストを見せ合うことに決めた。セラピーの計画にはなかったことだが、二人とも相手のリストを見て笑いころげた。母親は娘のだらしなさが、娘は母親のファッションが大いに気になるようだった。そしてたがいにリストを見せ合ったあとは、母娘ともに、心にいだいた批判を口には出すまいと固く決心したのである。

母親が娘について書いた項目のなかには、母親の観点からすれば「正当な」批判があったし、それは娘にしても同じことである。だが、二人が決めたのは、たがいに相手の欠点だと思うところを指摘しあうことではなくて、仲よく暮らすことなのだ。

母親に「友だちに折りかえし電話するのを忘れないで」とか「部屋がブタ小屋みたいになってるわよ」と言われたら、もちろん娘は頭にくるだろう。その怒りをぶつけるために、母親の欠点を指摘したり、母親とうちとけなかったり、自分のことを細かく話さなくなったりするかもしれない。また娘が母親に、足の毛を剃れとかもっと速く運転しろと言えば、二人の仲はどうなるだろう?

自分が口にした批判的なコメントを書きとめるのは苦しい作業だが、自分に気づくことに役立つ。いったん気づけば、あなたは変わることができる。

ときには、実際に口にした批判的なコメントだけでなく、心に思っただけの批判も書きとめるように勧めることもある。

この練習には、批判的なコメントを口にせずにすむたびに達成感を得られるという効果もある。あなたは自分をコントロールできた、SA＝気づきの力を働かすことができたというわけだ。

あなたにとってもっと価値があるものは何だろう?

自分を変えるためのもう一つのテクニックは、こう自問することである。「**私にとってもっと価値が**

あるものは何だろう？」もっと価値があるものとは、あなたの究極の目標であり、いちばん手に入れたいと願っている物事だ。

たとえば、夫のテニスのラケットが玄関に置いてあることをとがめる前に、こう自問してみるといい。「私にとって、もっと価値があることは何？」夫と親密な関係を維持することのほうが価値があるなら、ラケットについては苦情を言わないでおこうと決心するだろう。夫のかわりに片づけてやるかもしれない。

また、年老いた母親に二、三日おきに電話して、困ったことがないかどうかたずねる習慣があるとする。電話口で母親がいつも何かの不満をうったえるせいで、あなたは不愉快な気分になる。でもイライラして批判的な態度をとる前に、自分にきいてみよう。「私にとってもっと価値があるものは何？」その答えが「母が困っていないか確かめること」なら、心に批判はいだかなくなるだろう。

こうして自問する習慣は、仕事の上でも役立つ。オフィスで、仕事のやり方について納得がいかないとする。あなたの考え方と、同僚の考え方が食い違っているのだ。自分のやり方をあくまで貫く態度をとるかわりに、自問してほしい。「私にとってもっと価値があることは何だろう？」そうすれば自分の目標を再確認した上で相手に譲歩することができ、仕事も完成できるはずだ。

時おり私は、批判ばかりする人にこうきいてみる。「あなたの墓碑銘《ぼひめい》に、どんな言葉を刻んでほしいですか？『批判精神旺盛な女性ルーシー、ここに眠る』と『ルーシー、ここに眠る。愛することを知っている女性だった』、このどちらの墓碑銘がいいでしょう？」と。

ほかにも方法がある。人生において、肯定的なことにもっと注意を集中するのだ。肯定的な考え方をしていれば、否定的なことを考える余地がない。**一度に二つのことは考えられないからだ。**

また、**批判的なコメントを一回したと気づくたびに、肯定的なコメントを三回、口に出すこと**も勧めたい。そうすれば肯定的な考え方をすることが多くなり、否定的な考えはあまり頭に浮かばなくなってくるだろう。

一九二〇年代はじめに、フランスのセラピスト、エミール・クエは「意識的自己暗示」という手法をあみだした。これは、肯定的な言葉（「私はよくなる、毎日よくなる」など）をくりかえすうちに、自分に対する考え方が変化し、自分の信念体系にいい影響が現われるというものだ。このテクニックを、目ざめた時と寝る前に、二〇回ずつくりかえすようクエは勧めた。

肯定的な言葉、決意の言葉をくりかえすことの効果については、二〇年ほど前からさかんに研究されている。たしかに効果は上々であり、このテクニックには効き目がある。自己の信念体系に実際にいい影響が現われ、それにつれて行動も改善されていくのだ。

批判的な言葉をへらそうとしている人に、肯定的な言葉として私が推薦したいのは、次のセンテンスである。「**私は受け入れることを決めた。愛することを決めた**」車を走らせながら、地下鉄に乗りながら、駐車場を歩いてオフィスに向かいながら、この文句をゆっくりとつぶやいてみてほしい。

もう一つのお薦めは「慈愛」に満ちた言葉をくりかえし唱えることである。そうした詩句の例をあげよう。

わたしが幸せで、平和であるように
あなたも幸せで、平和であるように

こうした言葉や詩句や祈りをくりかえせば、心は落ち着き、からだはリラックスし、自分が完璧でないことをもっと楽に受け入れられるのだ。

批判的な人とつきあうには

自分は批判的でなくても、批判的な人と毎日のようにつきあわなければならない場合がある。口うるさい配偶者には、君に批判されてばかりでは逃げだしたくなる、心のつながりが感じられなくなり、自尊心がずたずたにされ、結婚生活もだめになりかねないとはっきり言えばいい。

相手が、約束を守ってくれさえすれば批判なんかしないと弁解するなら、こう言い返せばいい。「たしかに私は約束を守らなければいけないと思う。でも批判されたからといって、約束を守れるようになるわけじゃない。君から逃げ出したくなるだけだ」

あなたを批判したがる配偶者や家族には、おだやかな口調でこう言うといい。「そんなふうに言われると傷つくよ」批判的な相手に「何を偉そうに言ってるの」と言い返されても、反論はしない。言い返さないことが大切だ。だが批判的なコメントをぶつけられるたびに「傷つくよ」と言おう。最後には、批判的な相手もわかってくれる。

もう一つのテクニックは、相手が一週間のうちにぶつけてきた批判的なコメントをすべて書き出しておくことだ。自分の姿に気づいてもらうために記録をとっているのだと、相手に言っておく。その週の終わりには、意地悪にならないよう注意して、きちんと相手にわかってもらうためにリストをわたす。リストをわたされた相手はたいてい、なんだかんだと言い訳をするが、面白いことに批判的なコメントは控えるようになる。

また別のテクニックは、批判的な言い方をされたらすかさず「痛いっ」と言うことだ。これはあなたの心の痛みをやわらげながら、相手にも、自分の態度に気づいてもらえる方法である。

批判的な上司や同僚も、あなたの自尊心を傷つけるような言い方をするだろう。重要な関係にある相手から批判的なコメントをぶつけられた場合、あなたは傷つきながらも、ぐっと我慢するしかないかもしれない。

だが別の対処法として、嫌なことを言われたその場ではなく、なごやかな雰囲気の時を選んで、相手に話をするというやり方がある。自分の態度について注意された相手は、かえってむきになって、あなたとその態度を攻撃しだすかもしれない。だがあなたはそれにも負けず、こう言い続けるのだ。「少しは自分を変えたほうがいいことはわかっています。でもあなたにも、批判ばかりしないよう、もっと気をつけていただきたいんです」

忘れないでほしいのは、相手と何らかの人間関係があるからといって、その人の批判をする権利を全、、、面的に手に入れたわけではないということだ。

自分を批判する人

さまざまな研究によれば、他人に批判的な人は、自分にも厳しいことがわかっている。もしあなたがそういうタイプで、自分に言いきかせる言葉をもっと優しくしたほうがいいと自覚しているなら、こう自問してみよう。「なぜ私は自分を批判してばかりいるのだろう?」

自問した結果を、ある女性はこう話してくれた。「母はいつも私の批判ばかりしてました。私は何をやっても、まるでダメな子みたいに言われていました。私はそのせいで批判的な人間になったのだと思います。それに、私はダメな人間だと自分で思うこともよくあるんです。まるで自分には何の価値もないみたいに感じるんです」

ここで「どんなふうに自分を批判しているだろう?」と自問してみる。この女性はこう言った。「寝る時間をけずってでも、もっと努力しろといつも自分を責めていました」

この女性は批判的な母親に悩まされ続け、もっときちんとやらなければいけないのに、期待にこたえられないと苦しんできた。そのため、あまりにもたくさんの仕事をかかえこみ、睡眠時間をけずってきたのである。

まず、〝なぜ〟自分を批判するのか、次に〝どんなふうに〟自分を批判しているかと自問することによって、あなたはSAをもっと働かせていける。

ある男性が庭の草むしりを始めた。まず、大きくて目立つ雑草からぬいていく。次に小さめの雑草をぬく。立ちあがって出来ばえを眺めているうちに、さらに多くの細かい雑草が目についてくる。

一時間草むしりを続けたあと、もう日も落ちてきたので、男性はふたたび立ちあがって出来ばえを眺める。すると、ナスを植えたあたりに、まだ雑草が残っていることに気づく。だが今度は、腰をかがめて雑草を抜くかわりに「もう十分働いた」と自分に言う。

私も時おり、ひと仕事したあとでそれをまたやり直すことがある。そうした時に、頭の中で自分にこうささやく声が聞こえる。「いいわ、ドリス、もうやめましょう。とてもよくできたじゃない」この短い言葉に、どれほど心を落ち着かせる効果があるかは驚くほどだ。あなたもすぐに、これを二、三日やってみてほしい。

私の娘が自分の部屋を掃除した結果も、息子がおもちゃをかたづけた結果も「よくできたわね」。私がしたベッドメーキングも、私がふいた壁も「とてもよくできた」。グループセラピーの運営も「うまくやれたじゃない」という具合だ。

まわりへの批判をやめれば、いいことがたくさんある

私自身も自分の批判がましさに悩まされてきた者の一人として、次のエピソードを紹介したい。

ある復活祭の日曜日のこと。夫と私は車で友人の農場へと向かっていた。車を運転しながら夫がこう言った。「復活祭の準備も前ほど大変じゃないね」

反射的に私が言おうとしたのは「信じられない。あなたには大変じゃなくても、私はサツマイモのキャセロールを料理したのよ。ワインも用意したし、友だちへのプレゼントも買った。両親のために復活祭のバスケットも作ったわ。夜中まで娘の手伝いをして、ラムケーキを二個も焼いた。それから朝、教会へ行く前に、車に積む荷物を用意したのよ」という文句だった。

だがそのかわりに、私は口をつぐんだ。だまって静かにしていた。

走る車の中で、私は考えた。子供たちも大きくなったし、夫にとっては、復活祭の準備はたしかに大変ではないのだろう。もう夫は、夜明け前に復活祭の卵をかくさなくてもいい。卵を入れる小さな荷車

や一輪車を組みたてなくてもいい。小さな子供を追いかけて、教会へ行く身仕度をさせなくてもいい。もし私が復活祭の準備にどれだけ手間をかけたか、くどくど話していたら、夫は私から責められたように感じていただろう。そして私のほうは、さんざん言いたいことを言ったあと、罪悪感をおぼえて後悔していただろう。農場へ向かう楽しいドライブを台無しにしていたにちがいない。

その夜、家に向けて車を走らせながら、夫は私の手をとってこう言ってくれた。「すばらしかったよ。きみがみんなのためにしてくれたこと全部」

東洋のことわざによれば、どんな単語もどんな言葉も、口に出す前に三つの門を通らなければならないことになっている。「第一の門で、門番はこうたずねる。『**それは本当のことか？**』第二の門では『**それは必要なことか？**』第三の門では『**それは人に親切なことか？**』ときいてくる」

自分のＳＡの力を働かせていくにつれて、あなたは自分自身の心の賢い門番になれるのだ。

第8章
自分と他人の「心の境界線」に気づいているか？

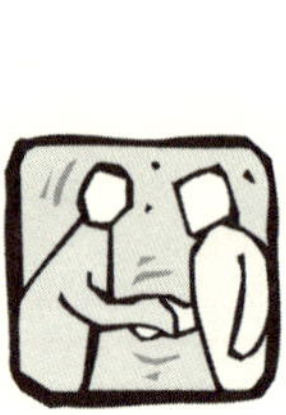

この前、私は友人たちとレストランで夕食をとっていた。私のデザートが来た時に、一人の友だちが「あ、ちょっと味見させて」と言って、自分のフォークで一口、デザートをすくった。「どうぞ」と私は答えたけれど、自分の食べるものに他の人のフォークを突きさされるのは嫌な気がした。つまり、私はとても境界意識が強いのだ。もちろん、だれかが私のデザートに不意にフォークを突きさしたからといって、二人の友情がこわれることはない。だがこの例のように相手があなたの心の境界線を無造作にとびこえてくる出来事は、毎日のように起こる。すると私たちは落ち着かない気分になり、緊張し、明らかな敵意を感じることすらある。

「あなたは私の領域を侵害している」

新生児は、自分と世界とのあいだに区別も境界も感じることはない。自分の手と、ベッドの手すりと、母親のからだを区別できない。自分と他者は一体となっている。生後六ヵ月になるころ、自分の手と母親の手は区別がつくようになる。こうして自分が他者とは分離していることを理解し始める。

二歳になると、自分という感覚が生じてくる。鏡をのぞけば自分だとわかる。自分に何ができるかに気がつくようになる。階段をのぼりながら「のぼる」と言う。また、他の人を動かす力をいくらか持っていることにも気づく。そこで母親を見て「すわって」と言ったりする。

自分という感覚が確立してくると、自分の所有するもの、つまり自分のものや自分がコントロールできるものは何かという感覚も育ってくる。

三歳児は、心の境界線を引き始める。三歳児は、隣りにほかの幼児がやってきてすわると、その子をむこうに押しやろうとする。押しながら「ぼくのばしょだ、あっちへいけ」と言う。自分の領域を決めるだけでなく、国境を防衛するみたいに、それを守ろうとする。

小学校へ上がっても、心の境界線をさらに引き続ける。心の境界線とは、大ざっぱに言えば自分の権利と他者の権利をどう解釈するかという問題なので、それに関してはまわりの人間、ことに家族からいちばん影響を受ける。たとえばある家庭では、おたがいのコップ、ヘアブラシ、タオルを平気で借用している。だがもっと境界のはっきりした家庭では「それは私の椅子よ」「ぼくのタオルを使うなと言っただろ」「私の財布にさわらないで」「俺の道具箱にさわるな」「私の部屋にはいらないで」といった言葉がかわされる。

大人になってからも、子供のころにつくった縄張りを維持し続ける人と、周囲に適応して境界線を修正していく人がいる。境界線を修正しやすいかどうかは、次の二つにかかっている。あなたが引いた見えない線を越えてきた相手とどんな関係にあるか、そしてそのときにあなたの心がどれだけ相手を受け入れられる状態にあるかの二つである。

たとえば、最初は人とヘアブラシを共有しないようにしていたが、ある日、自分のヘアブラシが見つからず困っていた時に、親友に「私のを使って」と言われたとする。内心は気がすすまないだろうが、親友のヘアブラシを借りる。そうやって何度も借りるうちに、気にせずに自然に借りられるようになる。つまり、親友に対するあなたの心の境界線は変わった。心の境界は存在しているが、そのときヘアブラシに関しては、親友とのあいだに境界はなくなったのだ。

心の境界線は、明らかに同僚よりも友人、友人よりも家族に対するほうがゆるやかである。自分にきた手紙を妻や親友に無断で読まれても、それほど気にならないだろう。だがたんなる知人に読まれたら、それはまた別の話だ。

その日の気分、つまりその日あなたが何を思い何を感じているかも、あなたの態度に影響を与える。相手の言動を受け入れやすい日もあれば受け入れにくい日もある。あなたが友人と楽しくすごしている日には、友人があなたの冷蔵庫の食品を勝手に食べても気にならない。だが友人のことがしゃくにさわったり、ほかの理由で機嫌が悪かったりする時は、その同じ行動に対して、いらだちをおぼえるかもしれない。

ふだんなら、娘が勝手にクローゼットをあけてあなたの服をあさっても、気にならないだろう。母娘で衣類を共有できることがかえって嬉しいかもしれない。だが、台所を汚したままにした娘に怒っている時は、自分の所有物に関して、あなたは心の境界線を厳しく引き直しているかもしれない。そこであなたのクローゼットを勝手にあける娘に「それは私の服よ」と、イライラした声で言ってしまうだろう。

あなたは娘に、気分屋だと思われるかもしれない。あるときは所有物をこころよく使わせてくれるのに、次の日には怒って貸すのを嫌がるからだ。二人とも、あなたが心の境界線をいつも引き直していることに気づいていない。

今までに、私のセラピーに来て心の境界線のことで問題をかかえていると相談した人はいない。だが、自分のための時間がない、思春期の息子がだれのものでも勝手に使うのでイライラする、夫がいつもテレビの音を大きくするのが気にさわる、と訴える人はいる。こうした訴えの底には、心の境界線が侵害されたという問題がかくれている。SAの力を高めれば、心の境界線に関する問題にもあまり悩まされなくなるはずだ。

＊質問――あなたの心の境界線を見つけよう

心の境界線を見つけるために、次の二〇の質問に答えてみよう。正解があるわけではない。自分の答えに驚くこともあるだろうが、自分自身や親しい人について、重要な気づきが得られるはずだ。

1. あなたの机の引き出しから、勝手にはさみやホッチキスを出して使われた時、嫌な気持ちがしますか?
2. 配偶者にあなた宛の手紙を読まれたり、同僚にファックスを読まれたりしたら、嫌な気持ちがしますか?
3. 家に来た友人が、勝手にテレビをつけたり冷蔵庫をあけたりしたら、嫌な気持ちがしますか?
4. あなたの本の余白に書きこみをされたら、嫌な気持ちがしますか?
5. 自分の友人が、あなたの前からの友人と親しくなって、気分を害したことがありますか?

6. 肩ごしにあなたのパソコンの画面をのぞきこまれたり、机のファイルを勝手に開いて読まれたりしたら、気にさわりますか？

7. あなたが友人の家に忘れた服を、返してくれる前に、友人が借りて着たといったら、嫌な気持ちがしますか？

8. だれかが電話してきた時、もう切りたいと思っても、話を続けなければいけないような気がしますか？

9. 勘定を支払う時、本を読む時、仕事をする時、黙ってするほうが好きですか？

10. あなたの病名を友人がほかの人に話したら、嫌な気持ちがしますか？

11. あなたのアイデアを、あなたの名前を出さずに同僚が会議で発表したら、嫌な気持ちがしますか？

12. 友だちといっしょに同じ試着室にはいって、気持ちよく試着ができますか？

13. 男女共用のトイレやシャワーを使うのは嫌ですか？

14. 安全のために隣人にあなたの家の鍵をあずけたのに、その人が勝手にあなたの家にはいってはしごを借りたりすると、嫌な気分になりますか？

15. あなたの家のある通りに友人も家を買ったら、落ち着かない気分になりますか？

16. あなたの洋服や宝石やスポーツ用品を貸してほしいと頼まれた時、躊躇《ちゅうちょ》しますか？

17. あなたの趣味を友人も始めたら、嫌な気分になりますか？

18. 収入はいくらですかときかれたり、なぜ子供をつくらないのと言われたりしたら、気分を害しますか？

19. あなたの息子が一流大学に受かったことを、あなたが話す前に友人にふれ歩かれても平気ですか？

20. 子供が学校で問題を起こしたり、非行に走ったりしていることを、配偶者があなたに無断で友人にパーティーで話すと、怒りをおぼえますか？

こうした質問に答えることによって、自分にも見えない境界線がいくつもあることがわかるし、自分がどう考え、感じ、行動しているかに気づく助けにもなる。

ここに、最初の五問に私ならどう答えるかをあげておきたい。私の答えを、あなた自身の答えと比べてみてほしい。

1. だれかに引き出しの中のはさみを勝手に使われても、私は気にしない。ただし、引き出しに入れておいたクッキーを全部食べられたら、少しは気にさわる。

2. 夫が無断で私宛ての郵便物をあけるのは嫌だ。私が家を何日か留守にする時に、郵便物を開封しておこうかと夫にきかれれば、私はそうしてほしいと言うだろうが、少し領域を侵害されたような不安な気分になる。ではファックスを読まれたら？　私あてのファックスを人に読まれるのは好きではない。とくに私より先に読まれるのは嫌だ。

3. 友人が私の家にきて、断りもなくテレビをつけたり冷蔵庫をあけたりしたら、私は気にさわるだろう。ひとこと断ってくれれば問題はない。

4. 私の本に鉛筆で書きこみをされたら、何を書いたか知りたいという好奇心のほうが不快感にまさると思う。ペンで書きこみをされたら、はっきりと境界を侵害されたと感じる。

5．ごく親しい友人が、私のもう一人の友人と仲よくなって私をなんとなくのけ者にした時、私は落ち着かない気分になった。そんなふうに感じるのは間違っているとは思ったが、たしかにそう感じた。

これらの答えをいくつか読んだだけで、私の心の境界線がわりとはっきりしていることがおわかりいただけると思う。私は自分の境界だと決めた線を侵害されるのは嫌いである。あなたはどうだったろうか。私のように境界意識のはっきりした人もいるだろうし、もっと柔軟で所有権意識の低い人もいるだろう。

境界意識のはっきりした人であれば、だれかがうっかり境界線を越えた時に嫌な気持ちがするだろう。反射的に「どういうつもりなんだ？」「彼女がこんなことするなんて信じられない」といった否定的な思考が心をよぎるだろう。アドレナリンの分泌がふえ、不安や困惑といった感情がたかまる。だれかが境界線を越えてこようとした時は、反射的に反応してしまうのだ。

もっと柔軟性のある人の場合、境界線はもっとゆるやかで数も少ない。境界線を越えられても、それほど不愉快に思わない。その出来事に対して、あまり強い印象を受けない。しかしこのように気づきが欠けていると、誤解を招くことにもなりかねない。私のセラピーには、ついうっかりほかの人の境界線を越えてしまう人もたくさんやってくる。

さまざまなタイプの「見えない境界線」

次に、「**情報の境界線**」が侵害された例をあげよう。情報の境界線とは、「どんな情報をだれとなら共有してもいいと感じるか」ということである。

ある夫婦の息子が注意欠陥障害（ＡＤＤ）だと診断された。その診断を、妻は何人かの友人にうちあけた。妻が他人に話したと知って夫は怒った。勝手に人にうちあける権利は妻にはないと、夫は思ったのだ。

ほかの人にうちあけたことをどう思うかと妻が息子にたずねると、息子自身は気にしていなかった。彼自身がすでに高校の同級生たちに話していたぐらいだ。

数週間たって夫は、診断を人に知られるのが嫌だったのは、息子の障害が父親からの遺伝のせいだと思われるのを恐れていたからかもしれないと気づいた。私は、この男性はたんに妻よりもプライバシーの境界線がはっきりしていたのだと思う。自分と家族のことに関して、彼の情報の境界線は、妻のものより厳しかったのである。

自分たちが子供をつくろうとしていることを、夫は親友に平気で話せるが、妻はこの情報をもらされるのは非常に不愉快だと感じる場合もあるだろう。その反対に、妻は自分の両親に夫の収入額を話してもかまわないと思っているが、夫は、収入額は自分と妻以外には秘密にしておきたいと考えているかもしれない。

こうした情報の境界線は、オフィスでもうっかり侵害されることがある。たとえばあなたが、あるミーティングで会社の情報をなにげなく他社の人間に話したとする。同僚は狼狽《ろうばい》して、あなたが情報をもらしすぎると考える。あなたはこの同僚の反応を、おおげさで気にしすぎだと思い、同僚はあなたのことを口が軽いと見る。

情報の境界線が侵害されて不快な結果が起こると、残念ながらあとあとまで悪影響は残る。当事者の一方はたいてい、秘密を暴露された、裏切られたと感じる。そして信頼感がくずれだす。「この情報を人に話したということは、他にも何かもらしているのではないだろうか」というわけだ。

よく侵害される心の境界線に、「**音に関する境界線**」がある。

あなたが快適だと思うのは、どれぐらいの音や静けさだろうか。ある夫は、大きな音でテレビをつけておくのが好きだ。ところが妻は、テレビを消しておいたほうがよく、つける場合は小さな音にしたい。テレビの音を大きくすれば、妻は嫌なことを押しつけられたと感じるし、音を小さくすれば、夫は不愉快な思いをする。

夫が静けさを好み、妻が話し好きなら、妻のおしゃべりに夫はくつろげない気分がするだろう。ある限度をこえると、夫は自分の境界線が侵害されたように感じる。そしてその不快感を表わすために、夫はだまって部屋を出て行ったり、妻を部屋から追い出したりするかもしれない。

反対に、この妻は夫がしゃべってくれないことに不安を感じるかもしれない。この場合、妻の音に関する心の境界線が、夫の沈黙によって侵害されたとも言える。妻は自分の不快感を表現するために、夫を追いかけまわして話をしたり、何とかしゃべらせようと、けんかをしかけたりするだろう。

ある夫婦は、夫がテレビでスポーツ番組、とくにアメリカンフットボールの中継を見ることに関してもめていた。妻のほうは、アナウンサーの実況と観衆の声援がきりもなく続くことに我慢できない。無理に聞かされているとイライラして、ときにはいきなりテレビのスイッチを切ったり、走って家をとびだしたりする。だが自分の音の境界線に気づき、音について夫と話し合いができるようになったら、夫がフットボール中継を見ていてもあまりイライラしなくなった。これに対して夫は、妻の要望を聞き入れてテレビの音量をしぼるようにした。

音に関する心の境界線について考えるには、神経生理学者カール・プリブラムがかつて『サイエンティフィック・アメリカン』誌で紹介した、「バワリー高架《こうか》鉄道効果」という現象を理解するのもいい。ニューヨーク市の三番街を、かつて高架鉄道が通っていた。毎晩おそく、決まった時間に、けたたましい音をたてて列車が走っていた。しばらく前に路線は廃止されたが、面白い後遺症が残った。近所の人がおおぜい、夜遅くに「何か変なこと」——騒音や空き巣や強盗など——が起きていると警察に電話したのだ。警察で調べた結果、そうした電話はなぜか、前に深夜の列車が走っていた時間帯だけに集中していることがわかった。近所の人たちの耳は、周囲から、耳慣れた列車の騒音が抜けているという状況で鋭敏になっていたのだった。

この例でわかるように、人間の神経系の中には、それぞれ一定の世界のモデルが存在している。そのモデルはつねに修正され、プログラムし直されているが、受けとった刺激と世界のモデルに矛盾がなければ、変わったことが起きていることを意識しないでいられる。もしその刺激の音量や速度が変化したり、刺激が急になくなったりしたら、人間はただちに気がつくが、それはこれまで耳になじんできた音に関する境界線が侵害されたからである。

シャーロック・ホームズがワトソンに語ったように「世界には、だれもまったく気づかない明白な事実がたくさんある」のだ。

友人が自分と同じスタイルの服を着たり、同じヘアスタイルをしたり、同じ車種の車を買ったり、同じ香水をつけ始めたりすると、「私のまねはやめてよ」「私と同じことをしないでよ」と思うようなら、あなたは友人に心の境界線を越えられた、侵害されたと感じているのだ。

もう一つ、大きな心の痛みを引きおこす原因となる境界線が、「**友情の境界線**」である。たとえば、あなたはスーにメアリーを紹介する。そのうちあなたは、二人があなた抜きで仲よくしていることを知る。あなたは自分がのけ者になったと思うだけでなく、心の境界線まで越えられてしまったと感じるかもしれない。こんなふうに感じるのは間違っているだろうか？　心の感じ方に、正しいも間違っているもない。あなたはただ、これを無視できない自分の気持ちにどう対処するかを決めればいいのだ。

もしあなたが二人に文句を言えば、二人はあなたのことを心がせまいと思って敬遠するかもしれない。あるいは、たとえあなたの希望を聞き入れたとしても、二人でいることにあなたがなぜとやかく言うのかと怒るかもしれない。別の方策として、自然のなりゆきにまかせておき、あなたは別の友人との友情を深めるやり方もある。あなたも、くよくよ悩んで心の痛みを増やすようなことはしたくないと思っているだろうから。

「**時間に関する境界線**」についても、多くの人が問題をかかえている。ほとんどの人が、時間が足りないと感じているのだ。夜、自宅で家族とくつろいでいる時に、友人や同僚が電話をしてくると、あなたは時間に関する境界線が侵害されたと感じるかもしれない。そして「いまはちょっとつごうが悪いんだけど。大事な用だったら、今夜おそくにこっちからかけ直すよ」と言って、境界線から相手を押し出す。自分の境界を守るために、受ける電話を選ぶ人がますます増えている。

＊エクササイズ——考えてみよう

自分に心の境界線がいくつもあることがわかったところで、あなたを悩ませる境界線——たとえば秘密にしておきたい情報を妻が第三者に話してしまった時、あるいはだれかが自分の服をいっしょに使いたいと言った場合など——について考えて、次の質問に答えてみてほしい。

1. 境界線を侵されたと感じる時、私はどんなことを考えて嫌な気分になるだろうか？
2. 私の反応のしかたは、子供時代と何か関わりがあるのだろうか？　また、自分で設けた基準と関係があるのだろうか？
3. 同じことが私の配偶者や親友の身に起こったら、彼らも私と同じように感じるだろうか？
4. この境界線を、私はなくしたいと思っているだろうか？　この問題について、私は相手と話し合いたいのか？　もしそうなら、問題点をわかってもらうには何と言ったらいいか？

最初の質問は、だれかに境界線を侵された時に、自分がどんなふうに否定的な考えをふくらませていくかを明らかにするためのものだ。

二番目の質問は、あなたの育ち方や、これまで自分や他者について判断する基準をどうつくってきたかということと、あなたの境界線との関係とを示す。

三番目の質問をつうじてあなたは、同じような状況にあっても、人はそれぞれ違った反応のしかたをするということに気づくだろう。この場合、ある反応が正しいとか間違っているとかいうことではない。

四番目の質問は、自分の考え方をもう一度チェックし、状況を悪化させることなく相手に気持ちを伝えるにはどうしたらいいかを考えていただくためのものである。

私の感覚、あなたの感覚

しかし誤解してほしくないが、心の境界線は大切なものだ。境界線は、あなたの一部である。あなたという人とあなたの領域を決めるのが境界線なのだ。それなのに境界線がトラブルのたねになるのは、**侵害されるまで境界線が存在することにあなたが気づかないからだ。**

境界線をうっかり侵害された時に大切なのは、怒り、批判、こだわりといった、**自動的な反応パターン**を起こさないことである。そのかわりに、何が起きているのかを考え、自分はどう対処したいかを決める。何も手出しをしないでおく場合もあれば、話し合いをしたいと思う場合もあるだろう。

反対に自分がほかの人の境界線を侵してしまったら、あなたがまずい立場に立つことになる。相手が秘密にしておきたいと思った情報を、あなたが友人に話したせいで相手が怒っている時には、言い返したり言い訳をしたりしてはいけない。まず相手の言い分をよく聞いて、その気持ちを理解しようと努める。相手の気分を損ねたことを謝る。それから境界線の話をして、おたがいの境界線がどれだけ違っているかを話し合う。そして今後、どのように対処するかを話し合うのがよいやり方だ。

覚えておいてほしいのは、境界線はそれぞれの人間の一部であるということ、ときには、それはうっかり侵害されることもある、ということだ。ここでもＳＡを働かせることは、ある状況で何が起こっているのかを知り、適切に対処できるようになるのを助けてくれる。

第9章
あなたは人をコントロールしたがるタイプ？

結婚生活はどんな具合かとたずねた私に、グレッチェンはこう答えた。

「相変わらずよ。サムはまだ、私のすることなすことを指図しようとしているわ。食料品店に二人で行った時、私はラベルを読んで脂肪が何グラム含まれているかを確かめたいのに、サムは言うの。『早く行こうぜ。そんなもの読む必要ないよ。きみは十分やせてるじゃないか』って。

だから私はサムに言うのよ。私がやせてることとラベルを読むことは関係ない、健康上のほかの理由で読んでるんだからって」

グレッチェンは、ほかにもこんな話をしてくれた。

「サムったら帰ってきてこう言うの。『スズランの花が咲いてるよ。摘《つ》むのを忘れたのか？』私は、『いいえ、忘れてないわ。忙しかっただけよ。あとで摘むわ』と答えた。それから二、三時間もたたないうちに、サムは部屋にはいってきて、スズランの花が咲いてるねとまた言うの。

『ええ、わかってるわ』と答えてはいるけど、頭の中では『私にああしろこうしろと指図するのはやめて！』と思ってる。で次の朝、台所にはいっていくと、テーブルにサムのメモが置いてあるのよ。〃スズランを摘んでおいて。サムより〃ってね！」

グレッチェンは、サムのメモには心底うんざりしたから、もうスズランなんか摘んでやるもんかと思ったそうだ。

グレッチェンもサムも、二人のあいだに他者への「コントロール」（支配・管理）の問題があることに気づいていない。もともとそのつもりだったのだから、グレッチェンはさからわないでスズランを摘んでもよかった。家の中でスズランの香りがするのが好きなのだから。あるいは、あなた摘んできてね、とサムに愛想よく頼むこともできた。一方サムは、花のことをグレッチェンに何度も念をおす必要はなかった。ぼくが花を摘んでもかまわないかと、グレッチェンにきいてもよかった。つまり二人とも、自分のSA＝気づきの力を十分に働かせていなかったのである。

グレッチェンは、指図にしたがわず、無抵抗主義をつらぬくことでサムをコントロールしている。だれの指図もうけないわ、指図なんかさせないわという態度だ。一方サムは、妻をコントロールしたいという欲望をもっとストレートに表わす。妻にあれこれ指示し、念をおし、命令するのだ。

人に指図するということ

人が他者をコントロールする時によくみられるのは、ああしろこうしろと指図することだ。親は子供に指図をするが、それは親には子供を教育する責任があり、子供は親に育てられているからだ。上司が部下に指図をするのは、部下は給料をもらっており、指図にしたがうことも仕事の一部だからである。

牧師、司祭、僧、警察官、セラピスト、医師、看護婦、弁護士、編集者なども必要な時には指図をする。

こうした人々は、暗黙の了解または明確な規定により、立場や役職に付随するとりきめにしたがって指図をする。しかしたいていの場合、はっきり意見を求められたのでなければ、人に指図する時は気をつけたほうがいい。

自分のほうが正しいと思って、人に何か指図をしたくなることがある。そうした場合には、提案の形にしたり、質問の形で投げかけたりするといい。この二つのやり方をとると、言われた相手にも自分で決める余地を与えられる。

いくつか事例をあげよう。

あなたは夫に芝刈りをしてほしい。あなたはこう言うかもしれない。「ビル、土曜の夜までに芝刈りをしといてね」だがそのかわりに、こう言うこともできる。「ビル、できれば土曜の夜までに芝刈りをしてもらえるかしら?」断定的に言うかわりに、質問の形にしたり、「できれば」という言葉を使ったりすれば、ビルにも自分の行動を選択する権利を与えることになる。

あるいは、友人が飲酒の問題をかかえているとしよう。あなたは、「スーザン、あなた飲みすぎよ」と言うこともできれば、「スーザン、時々思うんだけど、その、たぶん、ちょっとお酒の量が多めなんじゃないかしら」と言うこともできる。あとの言い方のほうが、「その、たぶん、ちょっと」などのひかえめな言葉をふくんでいるために、メッセージを素直に受けとってもらいやすい。

あなたの部下が「昼食に出かけます」、または「よろしければ、昼食に出かけたいんですが」と言うとする。最初の言い方では、部下はあなたに〝通告〟していることになるが、二番目の言い方だと、あなたにも選択の余地を与えている。部下はあなたも決定に参加させているのである。

隣りに住む七二歳になる婦人が、雪かきをしている。彼女は心臓発作を起こしたことがある。こんな時、あなたは彼女に何か指図をするだろうか? 二人のあいだには、指図していいという了解はない。

彼女の行動に口を出す権利はない。そこで、外に出てこう声をかけるとなごやかでいい。「マーガレットさん、うちに来てちょっと休憩しませんか。ココアをごちそうしますから」

あなたの義理の兄弟が、二、三ヵ月も咳《せき》がとまらず、具合が悪そうだとする。医者にみてもらったらどうか？　と勧めるのが親切なやり方だろう。不登校がちの姪《めい》には、学校に残ってきちんと卒業したら？　と勧めるのがいちばん優しい言い方だろう。

だが、車をここに停めなさい、もっと速く運転しなさい、髪型はこうしなさい、子供はこうしつけなさいなどと言うのは、優しいやり方とは言えないだろう。

アドバイスや指図をする前に、なぜ自分がそれを言いたいのか、動機を自分にきいてみよう。

「私はだれのためにこれを言うのだろうか？　優しい言い方をしているだろうか？　それとも私は自分のために彼（女）に指図しており、自分の希望を押しとおそうとしているのだろうか？」

●かんしゃく、小声でつぶやく、ふくれっつら、返事をしない

かんしゃくを起こすのは、ほかの人をコントロールするのによく使われる手口である。何かされたり言われたりしたことが気に入らないから、怒ってむりやり、自分の思いどおりに相手をしたがわせるのだ。

あなたも自分の意志を押しとおすために、かんしゃくを起こすことがないだろうか？

たえまなくしゃべるのも、コントロールする手口である。ずっと話し続けていれば、会話の主導権をとり続けられるからだ。

相手が話題を変えようとしたり、電話を切ろうとしたり、立ち去ろうとする様子を見せていても、同じことを話し続けることがないか？

小声でつぶやくのも、コントロールする手口である。小声でぶつぶつ言う人は、ほかの人がそれを聞こうとして身を寄せなければならなくなることに、気づいていないのだろうか？　もっと大きな声で話すように言われても、つぶやき屋は態度を変えない。

もっと大きな声で話してほしいと、よく相手に言われないだろうか？

私の友人に、すぐふくれっつらをする男性がいる。自分の意見に反対されたら、彼はまず声をはりあげ、それは違うと言って相手を責める。それでも相手が引きさがらないと、この男性は黙りこんで一言も話さなくなる。口をきかないのも、相手をコントロールする手口である。

もう一度、話し合って問題を解決しようとする前に、どのくらいの間、ふくれっつらをしているか？

ふくれっつらをする癖がある人は、次のやり方をためしてみてほしい――ふくれているのは二時間以内にとどめて、そのあとはもう一度話し合いをする気になったことを相手に伝えるのだ。あるいは戻ってきて、あと二、三時間は話したくないと告げる。大事なのは、ふくれっつらをしたままでは問題は解決できないということだ。それに、そのままではあなたのＳＡの力も十分に働かない。

グループセラピーで、質問にいっさい答えない男性がいた。何をきかれても、その人は長々と自分の話を始める。ほかのメンバーに「質問に答えてほしい」と五、六回催促されて、ようやく答える。この男性は答えをさがしているのではなく、ただ人を待たせたかったのだ。待たせている間は、みんなをコントロールしていられるから。

私がかつていっしょに仕事をしていたある女性は、自分でものごとを決めることができなかった。休暇にどこへ行きたいか、どんな車を買うか、何の映画を見るか、どのレストランに行きたいかを、まったく決められないのだ。この女性が決めあぐねている間、彼女の夫をはじめ、みんなが待たされた。そしてだれかが提案をしても、すぐにけちをつける。彼女は**自分のことしか考えないことで、人をコントロールしている**といえる。

人をコントロールする「権利」

こうした人はなぜ、自分には他者をコントロールする権利があると思うのだろうか。他者指向型で完全主義の人には、自分には他人をコントロールする権利があると思う人が多い。自分の考えがいちばん正しいと思っているのだ。そのせいで、ほかの人を自分のやり方にしたがわせようとする。

他者をコントロールしたがる人間は、じつは自尊心が低い場合がある。いつも他人にあれこれ指図することで、自分の自信のなさをかくしている。指図することを、自分自身に対する評価の支えとしている。ほかの人に忠告やアドバイスを聞き入れてもらえば、「役にたった」と自分で自分を認めることができるのだ。

自分の人生をコントロールできないから、他人の人生をコントロールしようとする人もいる。自分の仕事が気に入らない、家は散らかっている、結婚生活は暗礁《あんしょう》に乗りあげている、という人がそうだ。**自分の人生がうまくいっていない時、よけいにほかの人に指図したくなっている自分に気づいたことがないだろうか？**

優越感も、人をコントロールしたがる原因となりやすい。傲慢《ごうまん》な人は、自分には他人に指示し、どうすべきか教える権利があると思いこんでいるものだ。

だれかに指図する前に、相手とのあいだに指図をしてもいいという同意ができているか、自分の利己的な動機から指図するのか、それとも親切からかを、必ず自問してほしい。なぜ自分は人をコントロールしたがるのか、どんなふうに相手をコントロールしているか、そんな自分のやり方を変えられないだろうかと考えるのも、あなたのSAの力を働かせることである。

＊質問――あなたはどんなふうに人をコントロールしているか？

残念ながら、他者をコントロールしている人のほとんどが、自分を「他者コントロール依存症」の人間だとは思っていない。ほかの人のことを、やたらに他人をコントロールしたがる人だなと思うことはあっても、自分のことには気づかないのだ。次のテストで、自分がどれくらいコントロールしたがる人間かを判定してほしい。やり方は、自分にあてはまると思う項目にしるしをつけるのだ。あなたはその結果にきっと驚くことだろう。

1. 会話をはずませようとしない、または質問に一言二言でしか答えないといって、非難されたことがありますか？ □
2. しゃべりすぎることが多いですか？ □
3. 相手から求められてもいないのに、問題をどう解決すべきか、どこのレストランへ行くべきか、何を注文すべきか、どこで買い物すべきか、どんな車を買うべきかを指図することがありますか？ □
4. 謝るのが苦手ですか？ また口げんかのあと、自分から謝ることができませんか？ □
5. 怒ると、ふくれっつらをしたり、黙りこくったりしますか？ □
6. 期限までに電話をするとか、何かをやると言っておきながら、実行しないことがありますか？ □
7. 何かをしてほしい時、いますぐでないと我慢できませんか？ □
8. よく遅刻して、ほかの人を待たせますか？ □
9. 前もって相手の意向をきかないまま、配偶者や家族に関するいろいろな計画をたてることがありますか？ □
10. 家庭や職場で、十分な情報を知らせてくれなかったと責められたことがありますか？ □
11. 人の話を聞いていないと言って、よく文句を言われますか？ □
12. ほかの人が話している最中に、先に結論を言ってしまうことがありますか？ □
13. 議論ではあくまでも自分の意見を通しますか？ □
14. 自分のことを批判がましいと思いますか？ □

15. 自分の主張を通すために、大声を出すことがありますか？ □
16. 話し声が小さすぎると、非難されたことがありますか？ □
17. 特にやりたくもないことをしている時は、不機嫌に黙りこみますか？ □
18. 人に何をしたいかきいたあとで、違うことをするよう説得することがありますか？ □
19. 完璧なホスト役をつとめ、全員にまんべんなく応対しようとしますか？ □
20. あまり人をほめたり、抱きしめたり、セックスしたりしませんか？ □

しるしをつけた項目はすべて、あなたが他者をコントロールしたがる人間であることを示している。四項目以上あったら、あなたは他者へのコントロール過剰だといえる。

3、7、12、13、14、15、18にしるしをつけた人は、積極的に人をコントロールしようとしており、その手段は忠告やアドバイスをする、自分の予定に合わせるよう求める、人が話している最中に結論を言う、人をやりこめる、自分の怒りをつのらせるなどである。

1、2、4、5、6、8、9、10、11、16、17、19、20にしるしをつけた人は、コントロールしたいという欲望をあまり表に出さない。だがその行動は、積極的にコントロールする人と同じように人の心をかき乱し、困惑させ、怒らせる。

このテストをしてみて、自分は積極的にも消極的にも人をコントロールしようとしていることがわかるかもしれない。それは、あなたが他者をコントロールする方法を無意識にいくつか使いわけているということだ。

あなた自身の人生がうまくいっていない時

ほかの人をコントロールしようとするだけでなく、自分自身をコントロールできないという問題をかかえている人も多い。浪費したり、働きすぎたり、買い物、テレビ、インターネットに時間を費やしすぎたりしているかもしれない。社交、サイクリング、釣り、ゴルフ、ジョギング、エクササイズなどに熱中しすぎている場合もある。食べすぎたり、酒を飲みすぎたり、体重や容姿や家のことを気にしすぎているかもしれない。その結果、生活のバランスがとれなくなり、人生がうまくいかなくなり、手におえなくなる。

ここで、次の五つの質問に答えてほしい。

1. 自分の人生でコントロールできない行動を一つあげてみましょう。
2. その行動のせいで、人生がどんなふうに困難になっているでしょうか？
3. その行動のせいで、あなたはどんなふうに傷ついていますか？
4. その行動のせいで、あなたの人間関係にどんな問題が起きていますか？
5. あなたにはその行動を変える気がありますか？

第5問に「はい」と答えたなら、あなたはすでに自分には問題があると自覚しているのだから、自分自身を半分はコントロールできている。

自分をコントロールする

今の自分の姿を認め、自覚することは、変わるための第一歩である。

自分をコントロールできるようになるための次のステップは、「自分を変えるための行動の分析」である。まず、どのくらいの頻度でギャンブル、仕事、浪費、飲酒、買い物、インターネットなどをするかを、記録につける。太りすぎなら、減量日記をつけて、毎日、食べた物を記録する。浪費しすぎて請求書の支払いに困るようなら、買った物すべてを記録につける。

しつこい欲望に自分がどれくらい負けているかを書きとめることには、二つの利点がある。自分の姿を自覚すること、その行動をやめるのに役立つことの二つである。

もう一つ、大切な事実がある。食べ物を手にとってから口に入れるまで、買い物に行こうと思ってからクレジットカードを店員に渡すまでのあいだには、時間のすきまがあるということである。ビールの六本パックを買いに行こうと思ってから実際に買うまで、ギャンブルしたいという思いにとりつかれてからカジノに出かけるまでにも、時間のすきまがある。

この時間のすきまで気づきの力＝ＳＡを働かせ、お金を使う、酒を飲む、ギャンブルをするなどの欲望に屈するかどうかを自分で決めるのだ。

ブルースという男性は語る。

「ある週末、妻や友人とギャンブルをしに行きました。ちょっと負けてしまったけど、すごく楽しかった。いい気晴らしになるとわかりました。三週間後、また行きました。一ヵ月たつと、ぼくは毎週、ギャンブルに通うようになっていました。やがて一日一回、ひどい時には一日二回、行くようになりました。オフィスからカジノまで二〇分で行けました。自分で会社を経営していたので、いつでも自由に出かけられました。昼休みに出かけるのですが、二、三時間も行ったきりになるんです。

三、四〇〇ドルくらい負けてカジノを出る時は、すごく恐ろしい気がしました。一〇〇〇ドル負けたこともあります。でもオフィスに着くころには、たいした金額じゃない、今度は取り返してやると、自分の行動を合理化しているのでした。

ある日、ぼくはカジノで金をもうけようとして、そこで五〇〇ドル負けてしまったのですが、クレジットカードでの支払いを受けつけてもらえませんでした。気が動転しました。自分がどこに行っているか、妻には嘘をついていました。半年間もだましてきたのです。とうとう妻に、ギャンブルの問題でだれかに相談する必要があるとうちあけ、セラピーを予約しました。

初回のセッションで、セラピストと取り決めをしました。ギャンブルに行くのは一週間に五日、一日に一回だけにして、限度を守るという約束です。ぼくはほっとしました。ギャンブルをまったくやめろと言われていたら、二度とそのセラピーには行かなかったでしょう。

最初の二、三週間は約束を守っていたのですが、やがて破ってしまいました。次のセッションで、ぼくは約束をし直したのですが、やはり守りきれませんでした。自分ではギャンブルをやめたいと心から思ってはおらず、ギャンブルのことを考えてから実際にカジノにつくまでの時間も、二〇分しかなかったのですから。この時間のすきまをもっと長くする必要がありました。もう一度セラピストに相談して、自分からカジノへの出入りを禁止にしてもらうことにしました。カジノへ行き、必要書類に記入しました。ぼくはもうミズーリ州内ではギャンブルはできません。三日後、イリノイ州でも同じ措置をとりました。悪い習慣をなくすためには、カジノへ行くのがむずかしくなるように自分で手配しなければならなかったのです。

いまでも六週間に一回はギャンブルをしています。妻といっしょにミシシッピ州まで車で四時間かけて行くんです。その週末はギャンブルをして楽しみますが、人なみの遊び方しかしません。前より事業に集中できるようになり、自分自身にも満足しています」

ブルースが気づいたことは、時間のすきまが二〇分しかなければ、ギャンブルをやめようと思ってもやめられないということだった。そこで彼は、ギャンブルのことを考えてからカジノに着くまでの時間のすきまを広げた。時間のすきまを広げ、障壁をもうけて、ギャンブルから自分を遠ざけようとした。ブルースはSAの力を働かせたのである。

アルコール依存症のように、遺伝や体質によって欲望に屈しやすく生まれついていても、欲望に負けまいと自分で考え、決意することはできる。

●認知行動療法のセラピーを受ける

破壊的な行動をコントロールするために、「認知行動療法」のセラピーを受けるという方法もある。このセラピーは一対一でもグループでも行なわれる。

内容はだいたいこんな感じである。初回のセッションで、セラピストはあなたの問題について詳しく聞き出す。その問題はいつ始まったか、解決するために、これまでどんなことをしてきたかなどである。また、この問題のせいで生活のほかの部分、すなわち結婚生活や子供との関係、仕事などにどんなふうに支障をきたしているかもたずねる。

浪費で悩んでいるなら、生まれ育った家庭ではお金をどんなふうに扱っていたかをきく。飲酒問題をかかえているなら、両親や祖父母も飲酒で悩んでいなかったかをたずねる。こうして集めた情報から、あなたが今かかえている問題が、過去とどんな関わりがあるのかを推測する。だが、なぜそんな問題をかかえるようになったのか、問題はどこから生じているのかを解明するのがセラピーの目的ではない。問題を解決し、もっと有意義な人生をおくれるようにするのが目的である。

セラピーでは、あなたの過去について話を聞かれるだろう。たいていは一、二回を費やして子供時代、思春期、成人初期、結婚生活などについて話を聞く。これは、あなたの過去についてだけでなく、あなたのコミュニケーションのしかたや、あなたの人生哲学や価値観に関しての情報も集めるためだ。こうした話をしながら、あなたはだんだんとセラピストとうちとけていく。

セラピーのはじめに、具体的な目標がかかげられる。たとえば、あなたがコミュニケーションの問題をかかえていると話せば、セラピストは、コミュニケーションの問題があるとは、具体的にどういう意味なのかをたずねる。あなたと妻が話をしないこと？　話を始めるとけんかになってしまうこと？　共通の話題がないということ？

あなたがもっとよくコミュニケーションできるようになるために、セラピストは具体的な目標をいくつか設定するのを助けてくれる。たとえば一日二回、妻に話しかける、毎日、妻について新しいことを一つ発見する、週末に妻といっしょにゴルフを始めるなどの目標である。

また、ロールプレイング（役割を与えられて演技すること）をつうじて、あなたが妻にどんな話し方をしているか、会話を続けたり止めたりするためにあなたがどんなことをしているかを探ることもある。設定した目標を達成するだけの力があるかどうかも確認してくれるだろう。

酒量を減らしたいなら、平日は禁酒して飲むのは週末に一日二回だけにするという目標を設定してもいい。浪費で悩んでいるなら、一ヵ月間、デパートへは絶対に立ち入らず、使ったお金をすべて記録に残すという取り決めでもいい。

あなたが新しい行動パターンを身につける手助けをするのも、セラピストの仕事である。浪費をやめるのが目標なら、買い物にどんなメリットがあるのかを話し合う。

買い物をすることでリラックスし、ストレスを解消しているのなら、ほかのストレス解消法を勧める。一週間に三回散歩をする、一ヵ月に一回マッサージを受ける、毎晩、車で帰宅する途中、ラジオでクラシック音楽を聴くなどである。ほかにどんなことをすればストレス解消になると思うかについても話し合い、それから具体的な目標を決める。たとえば一週間に三回散歩し、車の中ではクラシック音楽を聴くことにする。

またセラピストは、あなたがその問題についてどんな考え方をしているかを自己評価する手助けもする。だれかに対して怒っているなら、その状況に関して怒りをつのらせるような、どんな否定的な思考をいだいているのかをたずねる。そして「認知のトライアド（三者関係）」という観点から自分を見るよう勧める。認知のトライアドとは、自分自身、他者、自分の未来のそれぞれに対してあなたが抱いている否定的な考え方のことである。毎日、こうした否定的な考えを書きとめ、次回のセッションで読みあげるという宿題が出るかもしれない。

「酒を飲まなければパーティーは楽しくない」「自分は成功なんてできっこない」などのゆがんだ考え方をもう一度、見直すように求められるかもしれない。

さらに、私の場合はいつもクライアントに決意の言葉を言ってもらう。私は、何にでも使える決意の言葉を用意しているが、ときにはクライアントと協力して、その人の具体的な問題のために使う言葉を決める。一日に二〇〇〇～三〇〇〇回はその言葉を言うようにと勧めると、クライアントはいつも激しく抵抗する。だが私は、この方法に効果があり、クライアントはたいてい目標に到達できるとわかっているのだ。

私はまたクライアントに、自分のかかえる問題に関する最新の記事や本を読むという宿題を出すこともある。投薬が必要だと判断したら、精神科医か、かかりつけの医師の診察を受けてもらう。さらに、クライアントが訴える症状によっては、医学的な検査をきちんと受けるよう勧めている。

私には、よくクライアントに言う言葉がある。「怖くても、恥ずかしくても、不安でも、落ちこんでいてもそれとは関係なく、とにかくやってみてください」「手持ちのカードで勝負すればいいんです」「人生は必ずしも公平じゃないんです」「その調子でいきましょう」「過ちを責めずに直しましょう」「一度に一歩ずつですよ」などである。

自分がかかえている問題に役立つような映画を見るのもいい。たとえば『おつむて・ん・て・ん・クリニック（*What About Bob?*）』、『恋愛小説家（*As Good As it Gets*）』がお勧めだ。両作品とも、人生を変えるには、「**小幅《こはば》の一歩**」で前進し、決心を固め、その日のことだけを考えることがいちばんだと教えてくれる。

行動を変えて自分をコントロールできるようになるのに、もう一つ助けとなるのは、毎週、グループセラピーに出席してみることである。メンバーは普通、セラピスト、セラピストの助手、それにクライアント八、九人からなり、クライアントは人間関係、育児、仕事、抑うつ、不安、摂食《せっしょく》障害など、さまざまな問題をかかえている。一般に、グループセラピーでは週一回二時間の集まりがもたれる。

グループセラピーを行なうと、クライアントが人生に望むものをなぜ手に入れられないかがよくわかる。彼らは人の話を聞かず、ほかの人のアドバイスを拒否し、質問されても答えずに話を変え、皮肉を言い、批判し、すぐ怒りだす。グループセラピーでもう一つ役にたつのは、セラピストからだけでなく仲間からもたくさんのフィードバックを得られることだ。自分の目標を達成するのを邪魔している行動について、その場で意見を聞かせてもらえる。

グループセラピーで効果が上がるのは、ほかの人が問題にどう取り組んでいるかがわかり、メンバーに希望がわいてくるからである。どんなに優秀なセラピストでも、人生を生きぬいて答えを見つけてきた何人もの人々にはかなわない。

また、グループに参加することで仲間意識が生まれる。自分だけが苦しんでいるのではなく、全員が問題をかかえており、グループの中ではみんなが仲間であり、目標が達成できること、問題を解決できることがわかってくる。

具体的な問題を扱う支援グループも、行動を変えようという決意を強めるために役立つ。飲酒問題には「AA」(アルコホリック・アノニマス、アルコール依存者の自助グループ)や「アラノン」(アルコールの問題をかかえている人の家族や友人のための自助グループ)が、ギャンブルには「ギャンブラーズ・アノニマス」(ギャンブル依存者の自助グループ)が、また肥満者など摂食障害をもつ人にも、更生のための同様の自助グループが数多くある。

●静座法

欲望をしずめるのに役立つもうひとつのセラピーは、日本で考案されたものである。これは欲望以外の何かに心を集中させるという考え方によるものだ。

以下の二つの段落を読み、指示どおりにしてみてほしい。この簡単なエクササイズをやってみるだけで、どれほど効果があるかがわかる。

椅子にすわって姿勢を正し、正面を向き、両足はわずかに開いてしっかりと床につける。両手を膝の上で組む。それから、腹式呼吸をする。ゆっくりと、お腹いっぱいに息を吸う。このとき、肩があがらないよう、胸がふくらまないよう気をつける。みぞおちのあたりが空気でいっぱいになったら、お腹が前方にふくらむだろう。お腹が空気でふくらんだら、ゆっくりと息を吐き出す。ふたたび息をゆっくりと吸ってお腹をふくらませてから、またゆっくりと息を吐く。

どれくらいゆっくりと息を吐くかというと、「鼻の頭についているウサギの毛が、息でとばされないくらいに、そっと息を吐き出す」のだ。

こうして腹式呼吸をくりかえしていると、さまざまな思考が頭をよぎる。その考えを追い払おうとしたり、締めだそうとしたりしてはいけない。車のフロントガラスにひとひらの雪が降りかかるのを眺めているように、わき出てくる思考をただ眺めていればいい。雪は一粒、また一粒現われては消えていく。ひたすら呼吸に意識を集中して、すわっていればいい。すわって呼吸に集中することで、自分をコントロールするすべがわかってくる。

このエクササイズに専念する時は、目をとじる。最初は一〇分間から始め、その後二、三週間かけて、すわる時間を二〇分まで少しずつふやしていく。タイマーをかけて、時間に気をとられないようにするといい。

自分をコントロールするための他のよい方法は、太極拳《たいきょくけん》のクラスに参加することである。太極拳は、エクササイズとセラピーの両方の性格をもっている。武術の一種ではあるが、太極拳は、筋肉をリラックスさせて行なうので穏やかな武術といえる。太極拳の動作は、ツルやヘビなどの動物の動きをもとにしている。動作を行なっていると、ゆっくりしたバレエを踊っているような気分になる。その動作には、精神集中と身体の訓練が必要である。また、つねに新しい動作を覚えなければいけないので、欲望に気をとられるひまがない。

太極拳の練習をしていると、心身の統合、注意の集中、バランス感覚、自制心を養うことができるようになる。太極拳をしていると心が落ち着き、世界とつながっているというすばらしい感覚を味わえるという人は多い。

●ただ、言葉を言いかえるだけで

自分の欲望を、たんなる「好み」だと言いかえるだけで、心のプログラムをやり直すことができる。たとえば、あなたが通信販売にはまっているとする。カタログを受けとっても、開かずにごみ箱へすてることもできる。あるいはカタログを見ても、「このジャケットがほしい」「このイヤリングが買いたい」「このランプが必要だ」と言うかわりに、「このジャケットは好みだ」「このイヤリングは好みだ」「このランプは好みだ」と言うこともできる。「ほしい」ではなく「好みだ」といえば、自分には選択の余地があるという気持ちが得られ、買うか買わないかは自分しだいということになる。

「現実療法」の父、ウィリアム・グラッサーによれば、言葉を変えるだけで、激しい欲望をしずめられる場合が多いという。だから言葉を言いかえた瞬間に、欲望からの解放感を味わえるのだ。

私はよくセラピーで、ある言葉を別の言葉に言いかえてもらう。たとえば、めったにリラックスできない緊張型の人を相手にしているとする。彼女の人生は〝○○すべき〟や〝○○しなければならない〟といった言葉で埋めつくされている。「このプロジェクトを完成させなければならない」と言うかわりに「このプロジェクトを完成させたい」と言えば、プレッシャーは少なくなる。

さらに「このプロジェクトを完成させたい」から「このプロジェクトを完成させることを好む」に言葉を変えれば、プレッシャーはさらに減る。ただ言葉を変えるだけで、欲望をやわらげるのに役立つのだ。

私は最近、アンティークの食器棚を自宅まで配送してもらった。だが配送の途中でこわれてしまった。ものごとが思いどおりに進まないと、自分はすぐかっとなることがわかっていたので、私は前もって、「配送中に食器棚がこわれることもある」と自分に言いきかせておいた。食器棚の古いガラスが一枚われて、扉が開きっぱなしになっているのを見た時、私は心の中で「私は食器棚がこわれていないほうが好きだ」と言った。すると、過去をすてて現在に集中し、電話帳で高級家具職人をさがすことができた。そんな私に娘がこうたずねた。「お母さん、ずいぶん冷静なのね。食器棚がこわれて頭にこないの？」私の返事は「ええ、ただ修理してくれる人をさがすだけよ」だった。

あなたもためしてみてほしい。その効果は驚くほどだ。あなたがほしいと思うもの、手に入れなければ気がすまないものについて、欲望の言葉「ほしい」「したい」を、「好む」「ほうがいい」「うれしい」と言いかえてみよう。

「私は今度の土曜日までに、居間の塗りかえがしてあるとうれしい」「私は結婚するほうがいい」「わが社が契約を取るとうれしい」「ノルマを果たすほうがいい」「家をきれいにしておくほうがいい」……。

東洋の哲学は、不幸は欲望から生まれると説いている。欲望を満たし続けようとするかわりに、欲望をしずめてコントロールすることを学べば、人生に新しい意義を見出し、自由を得ることができる。

第10章
遺伝やその他の影響を乗り越えられるか？

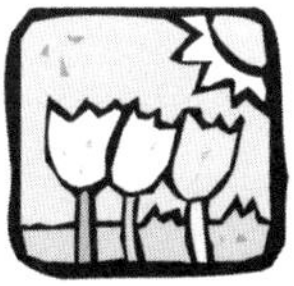

くりかえし聞かされたことは、ついには信じるようになる。

――マイク・マードック（作家、作曲家）

「川を渡ろうとしたサソリの話」というのがある。

むかしむかし、馬が川岸で草を食べているところへ、サソリがやって来てこう言いました。「やさしい馬くん、ぼくを背中にのせて川を渡らせてくれないかい？」

しばらく考えて、馬はこう答えました。「乗せてあげたら、私を刺すんでしょう？」

「とんでもない。絶対に刺さないよ。そんなこと、するわけないじゃないか」そこで馬は乗せて行ってあげることにしました。

川の中ほどまで来た時、馬はふりむいて背中のサソリを見ました。その瞬間、サソリは尻尾をもたげて馬を刺したのです。

びっくりした馬はこう言いました。「どうして刺したの？　きみも私も溺れてしまうよ」

サソリは答えました、「生まれつきなんだから仕方ないよ」。

生まれつきのもの？

刺すのがサソリの本性であるように、研究によれば、悲観的、敵対的、快活、攻撃的、落ち込みがち、外向的、皮肉っぽい、信心ぶかい、無謀、自己肯定的、などの性向は生まれつきのものであり、遺伝子に組みこまれている。遺伝は、知能指数（IQ）、酒や薬物を濫用《らんよう》する傾向といくぶん関係がある。だがたんに遺伝や生まれつきの傾向があるというだけで、必ずある行動をとるようになるとは限らない。心理学者マーティン・セリグマンによれば、

「遺伝は人格のせいぜい一部にしか関わっていない。人格を形づくるすべての特徴（IQは七五パーセントぐらいの相関性をもつので除く）が、遺伝との相関性では五〇パーセント以下にとどまっている。いちばん多めに見積もっても、あらかじめ定められた人格は半分ていどである。あとの半分は、あなたが何をするか、あなたに何が起きるかによって決まり、そのためセラピーや自己改善が効果をもつのである」。

遺伝のせいであなたが悲観的で皮肉屋になっているとする。それでもあなたには知性もあり、SA＝気づきの力も備わっている。この二つのおかげで、どんな考え方、そして行動を選ぶかを自分で決めることができる。自分の悲観主義、皮肉っぽさ、攻撃性を表に出すか出さないか、あなたは自分で決められる。自分自身に満足したり、いい人間関係をもったりするのが苦手な遺伝的傾向をもっていても、（努力は必要だが）SAを十分に働かせれば道はひらかれている。

育ち方によるもの

私が育った家庭では、いそがしく働くことが当たり前だった。働くことは、私の自発的な反応パターンの一部だった。私の家では、朝、ベッドから床に足をおろした瞬間から一日の仕事がはじまった。一日働いて家へ帰っても、芝を刈り、車の手入れをし、塀《へい》にペンキを塗り、芝刈り機を修理し、縫いものや刺繍《ししゅう》をしたり、ゼリーをつくったり、近所からもらった球根があれば庭に植えた。

毎年の夏には、一家そろって二週間の休暇をとり、両親の親友の農場があるミシガンまでドライブした。農場についた夜、両親と親友はすわって話しこむ。私たち子供は、いっしょに遊んで旧交をあたためる。そして翌朝から、私たちは農場の仕事を始める。父は牛の乳をしぼり、コンバインを使って収穫し、機械を修理し、納屋に干草を積む。母は、一五人から二〇人もいる農場の労働者に、あたたかい昼食と夕食を出す手伝いだ。女性たちはロースト、ハム、フライドチキン、生野菜のサラダ、マッシュポテト、それにたくさんのフルーツパイをつくる。いまでも、母とその友人のドロシーが家の外の階段のところで、大きな鍋にはいったジャガイモをつぶしている姿が目にうかぶ。

料理の仕度にくわえて、七人の子供の世話もあった。最年長だった私の仕事は、小さい子の面倒をみること、ジャガイモの皮むきの手伝い、食卓の準備、洗った皿をふくことだった。だれも文句を言わず、みんなが働いていたから、これが当たり前だと思って私は育った。

わが家ではしょっちゅうのことだったが、お金が足りなくなったら、父か母が余分の仕事をした。七歳のころ私が扁桃腺《へんとうせん》を切らなければならなくなった時、父は手術代をかせぐために、本業のかたわら、クリスマスの繁忙期《はんぼうき》に郵便局でアルバイトをした。母が台所の新しい流し台をほしくなった時は、土曜日にチキンを売る仕事を見つけてきた。

私がいちばん幼いころの記憶の一つは、夜、寒いガレージの中に立ち、両親が話をしながら仕事する姿を眺めていた時のものだ。第二次世界大戦が終わったころで、父は復員してきたばかりだった。父には本職があったが、祖母と大叔母に仕送りをしていたので、給料だけではとてもやっていけなかった。そこで両親は、もっとお金をかせぐために中古車の塗料を安全カミソリの刃でこそげ落とす仕事をうけおい、車体をむきだしの金属にしていたのだ。夜間に二人で働いて、車一台につき報酬は二五ドルだった。

私の夫も働き者の一家に育ったので(夫の母は、七六歳になるまでフルタイムの仕事についていた)、私たち夫婦は二人とも、違う生き方があることを知らなかった。友人に「ドリス、すわってリラックスしたら?」と言われるたびに、「あら、リラックスしているわよ」と答えていた。あるクライアントに会うまで、私は友人の言っていることがわからなかった。

私は、その男性がなぜ朝起きて働きに行けないか、という問題と取り組んでいた。彼は私に、「問題は、あなたが働くことが好きでも、ぼくは好きではないということなんです」と言った。それを聞いて私はがくぜんとした。働くこと、忙しいこと、何かを達成することが好きではない人がいるなんて。

私は、かなりエネルギッシュな人間だと思う。これは遺伝であり、生まれつきだ。よく働き、目標を達成するのはいいことだと思っている。私はそういうふうに生きるよう教わり、それが当然だと思ってきた。私はそう育ってきたということだ。また、たえずまわりの環境から目に見えない影響を受けてきた。まわりの人がどうふるまうか、どのくらい働くか、どんなことを自分が聞いたり読んだりしたか、どんな考えに関心をもったか、目標を達成したらどんなふうにほめられたか、といったことによる影響である。

自分がどんな人間であるかを知り、ＳＡの力を育てていくためには、過去と現在にどんな影響を受けてきたかを理解しておくと役にたつ。

＊エクササイズ――子供時代の影響

ここで以下の質問に答えてほしい。このエクササイズをすれば、なぜあなたが今のような考え方、感じ方、行動をするかがもっとよくわかるようになる。

1. 子供時代をふりかえって、いちばんいい思い出は何ですか？ その出来事は今の人生にも影響を及ぼしていますか？
2. いちばん悪い思い出は何ですか？ その出来事はあなたの今の人生にどんな影響を与えていると思いますか？
3. お母さんのことを思い出してみましょう。あなたはお母さんとどこが似ているでしょうか？
4. お父さんとはどこが似ているでしょうか？
5. 何かうまくいかないことがあった時、両親はいつも、どんな感情をあらわしていましたか？ 自分の人生でうまくいかないことがある時、あなたはおもにどんな感情をいだきますか？
6. あなたの両親は仕事についてどんな考え方をしていましたか？ 仕事を楽しんでいましたか？ うんざりしていましたか？ 避けていましたか？ 両親の仕事に対する考え方は、あなたの人生にどんな影響を及ぼしているでしょうか？

7. 両親は楽しむための時間をとっていたでしょうか？　何をして楽しんでいましたか？　あなたも同じことを楽しんでいますか？

8. 教育や宗教について、両親はどんな話をしてくれましたか？　その話があなたの人生にどんな影響を与えていると思いますか？

9. 腰に両手をあてて立つ、髪を手ですくなど、両親と同じしぐさや習慣をあなたが受けついでいたらあげてみましょう。

10. 子供のころ、両親に関して、できれば変えてほしいと思ったことはあるでしょうか？　あるとすればどんなことですか？　今、あなたも同じ問題をかかえていますか？

11. あなたが病気の時、両親はどんなことをしてくれましたか？　今のあなた自身、配偶者や、子供が病気になったら、どんなことをしてあげていますか？

12. 両親はお金に関してどんな考えをもっていましたか？　両親の人生で、お金はどんな役割を果たしていましたか？　あなたはお金についてどう思っていますか？

13. 両親は家族のみんなに寛大でしたか？　家族以外に対してはどうでしたか？　あなたは両親の態度をまねてきたでしょうか？

14. あなたは兄弟姉妹や家族のほかのメンバーと比べられてきましたか？　今のあなたは、よく自分と他人を比べますか？

15. 両親はどんなことであなたをからかいましたか？　習慣、からだの特徴、何かの才能が欠けていることですか？　あなたは今、それらのことをどう考えていますか？

16. 両親に座右《ざゆう》の銘《めい》や人生のモットーのようなものはありましたか？　それは何ですか？　その言葉

は、あなたのその後の人生に影響を及ぼしてきたでしょうか？
17. 両親は、あなたが大人になったら何になってほしいと望んでいましたか？
18. 両親は、あなたが成功するだろうと思っていましたか？
19. あなたは両親の期待にこたえたと思いますか？　どんなふうに期待にこたえたと思いますか？
20. 次の人々から学んでためになったことを、一つずつあげてみましょう——母、父、兄弟、姉妹、祖父母、大好きなおじやおば。

これらの質問に答えれば、あなたがどんなふうに身近な人々から影響を受けてきたか、あなたの思考、感情、行動に、育ち方がどんな影響を及ぼしているかが簡単にわかる。どういう点であなたは両親と違っているか、またその後どんなふうに変化したかもわかってくるだろう。

自分の問題を両親のせいにしたがる人は多い。「子供のころ、親が励ましてくれなかったから、私は人生で何もできなかった」「両親が何でも私のかわりに決めていたから、私はいまだに一人で何も決められない」「両親になぐられて育ったから、私も自分の子供をなぐってしまう」

しかし自分の問題を両親のせいにする人は、現在の自分に対する責任を引き受けていない。それは失敗したという気持ちを自分に対して隠すためのやり方だ。犠牲者でい続けて自分の失敗を人のせいにするほうが楽なのは、犠牲者なら同情してもらえるからだ。「私の人生がうまくいかないのは、自分のせいだ」と言ってしまうと、あまり同情してはもらえない。

ほかの人を責めることで自尊心が高まることもある。**失敗が自分の責任ではなくなるからだ。**「私がみじめな結婚生活をおくらなければならないのは、両親のせいだ」と言うほうが、「あわてて結婚しすぎた」「間違った相手と結婚してしまった」「私は共同生活に向かない人間だ」「私は怒りに関する問題をかかえている」と言うよりも楽なのである。

親は子供の人生に強い影響を及ぼす。それは当たり前のことだ。しかし大人になったからには、自分を変えるのはあなたの責任だ。たとえば、勉強しなさい、いい学校に行きなさいと親から励まされなかったと言うならそれでもいい。でも今なら、自分で学校にはいることができる。ものごとが思いどおりにならない時、父親はたしかにかんしゃくを起こしていたかもしれない。しかし、だからといって、あなたが同じようにかんしゃくを起こす必要はない。不満をあらわすには、ほかにもっとうまいやり方があるはずだ。

自分にきいてみてほしい。**「私は何かの問題に関して、両親を責めていないだろうか？　その状態を改善するために、私自身は何をしているだろうか？」**

目に見えないルールの影響

多くの人が、両親から大きな影響を受けていると考え、さらに多くの人が遺伝の影響を理解し始めている。しかし自分の行動が、毎日会う人、マスコミ、自分の内心の言葉にどれほど影響されているかを考えてみる人はほとんどいない。だが、こうしたものは、遺伝や育ち方と同じぐらいの影響、ときにはもっと強い影響を与える。

●「ウェルテル効果」

一八世紀後半に、ドイツの作家ゲーテが『若きウェルテルの悩み』を書いた。この小説の中で若きウェルテルは、真実の愛なしに生きるよりは死を選ぶ。この本が出版された直後、ヨーロッパ中で多くの若者が、ウェルテルのまねをして自殺した。影響があまりにも大きかったため、多くの国でこの本の発売が禁止されたほどだ。

一九七〇年代はじめに、社会心理学者のデイヴィッド・フィリップスは、彼が「ウェルテル効果」と名づけた現象について研究した。研究の結果わかったのは、新聞の一面に自殺の記事がのると、その新聞が読まれる地域で自殺の件数がかなりふえるということだった。

それ以来、フィリップスら研究者は、いくつもの興味深い実験によって、くりかえし次のようなことを証明している。すなわち、（一）人間は、まわりの人の行動にもとづいて自分の行動のしかたを決める。（二）自分と似ていると思う人のまねをしやすい。（三）ある状況でどう行動すればいいか不安な時は、とくにほかのみんなと同じ行動をとりやすい。

あなたの息子が新しい学校に通いだしたとする。父兄のほとんどは、学校行事にたいへん協力的で、活動を企画したり、ＰＴＡに参加したり、招かれて講演したりしている。数ヵ月後には、あなたも周囲をまねて、放課後に美術講座で教えましょうと申し出たりしている。三ヵ月前には思いもよらなかった行動だ。

あなたが新しく勤め始めたとする。すぐに、所属する部署の仲間と同じように行動しだす。仲間の行動から、どれくらい早めに出勤するか、残業するか、どんな服装をするか、休憩を何回とるか、私生活をどれくらいうちあけるかを学びとるのである。

こうした暗黙のきまりは、自分がどうすべきかを教えてくれるので役にたつ。また、自分もグループの一員であり、うまくとけこんでいると感じさせてもくれる。ときには、それらは明文化された規定以上の影響力をもっている。

ブラッドという男性は、ある会社にはいって数ヵ月たつが、経費の勘定を水ましする方法について、いろいろな人からいつも話を聞かされていた。しかし彼はそれを悪いことだと思ったので、実費だけを報告していた。ところがある月に予定外の出費があり、実際にはかかっていない費用を少し請求することにした。そして数ヵ月後には、しょっちゅう経費を水増しするようになっていた。いまも悪いことだと思ってはいるのだが、彼の行動は変わってしまった。まわりの人からの悪影響を受け入れてしまったのだ。これも「ウェルテル効果」である。

「この方法で、〔バイソンの〕群れを崖までおびき寄せ、群れ全部を飛びこませることができる。群れに押されてリーダーが落ち、残りも自分の意志でリーダーにしたがって飛びこむ。ただ先頭に立つ雄羊が飛びおりたからというだけで、羊が次から次へと、高い橋のわきにあいた穴から、嬉々として飛びおりる時のように」

この一節は、バッファローの群れについて書かれたウイリアム・ホルナディの「アメリカバイソンの絶滅」という一八八七年の報告書からの引用である。いまでもこの描写は、「みんながそうしているから」という理由で大勢《たいせい》に押し流されてしまう人々にそっくりそのままあてはまる。

自分にきいてみよう。「みんながそうしているからという理由で、しかも道徳的に間違っていると知りながら、私もしていることがないだろうか?」

●お返しのルール

もう一つ、知らないうちに影響をうけているものに「お返しのルール」がある。この目に見えないルールは、ほかの人がくれたものに対しては同等のお返しをすべきであるという決まりである。だれかに親切にされたら、親切をしてお返しをしなければならない。これは「魚心あれば水心」という古いことわざと同じだ。理にかなっているし、悪意もない。つきあいがある以上、当然のことのように思われるが、次のエピソードを読んでどんな結果が待っているか見てほしい。

＊

ジョーがあなたと友だちになりたいと思ったとする。あなたがテニスを好きだと知っていたので、ジョーはあなたを自分のテニスクラブに招待してくれた。お返しのルールにより、あなたはジョーに何らかのお返しをすべきだと思った。そこであなたはジョーをアメリカンフットボールの試合に誘った。こうやって知らないうちに、ジョーと友だちになるつもりがあったかどうかに関わらず、あなたはジョーとつきあい始めている。

＊

ジャニスはいつも、ある女性とランチを食べに行くのがどうしても嫌だと私にこぼしていた。私は「楽しくないことがわかってるのに、どうしていっしょに行くの? 彼女を好きなわけじゃないんでしょう?」ときいた。

ジャニスは仕方がないとばかりに肩をすくめてこう言った。「だってあの人が電話してくるんですもの。いつも誘われるんです」ジャニスは、自分が相手から何かをもらっているから、つまり招待を受けているから、お返しをすべきだと感じていた。好きではない女性のために自分の時間をさくことで、お返しをしていたのである。

この場合、ジャニスが誘いを断るのがいちばんいいだろう。相手もジャニスに電話するのをやめて、本当に自分といて楽しんでくれる友だちを見つけられるかもしれない。

＊

あなたがある部の部長であるとする。部下はみんな、あなたがホッケーを好きだと知っている。あなたは部下の一人からホッケーの試合のチケットをもらった。これで借りができたことになる。この部下にどうやってお返しをするだろうか？　その部下の評価をほんの少し上げるかもしれない。ホッケーのチケットをたくさん贈ったら、この部下は管理職になれるかもしれない。

＊

あなたに子供がいたら、たぶん毎日、お返しのルールを利用されていることだろう。たとえば、四歳のジョーニーは言う。「キスしてあげるから、パズルを買ってくれる？」一〇歳のジェイソンは言う。「ママ、部屋のそうじをしたから、マーティーの家に行ってもいい？」一六歳のシェリルは言う。「宿題をやったから、車を借りてもいい？」〔訳註・アメリカでは車の免許は一六歳から取得できる〕

これは、仕事でたくさんのトラブルが起きる理由でもある。仕事でもお返しのルールは生きている。最高の品物を納めてくれる会社よりも、前に便宜をはかってくれたところに仕事をまわしてしまう。アメリカ連邦議会がそのいい例だ。投票は、法案の内容よりも、その関係者から受けた恩にもとづいてなされることが多い。

自分にきいてみよう。**「最近、本当はそうしたくないのにだれかに親切にしたことがあるだろうか？　なぜそんなことをしたのだろうか？」**

答えが「それが義務だと感じた」なら、あなたはお返しのルールの影響を強くうけている。社会に暗黙のルールがあり、それが維持されるというのは大事なことだ。そしてお返しは社会のルールの一部である。だがＳＡの力をもっと育てていけば、こうした暗黙のルールがあなたの人生にどれほど強い影響を及ぼしているか、影響を受けすぎないためにはどうしたらいいかもわかってくるだろう。

●お返しとして譲歩するルール

知らず知らずのうちにあなたに影響を及ぼす、もう一つの決まりが、「お返しとして譲歩するルール」である。これは、ゆずってくれた相手にはそのお返しに譲歩するという決まりだ。

たとえば、あなたが上司に、今度の金曜日に休みたいと申し出る。上司は「いいよ」と答える。あなたに譲歩してくれたのである。それから上司は、次の週末は休日出勤してくれるかと聞く。今度はあなたが譲歩する番だ。これは公平な取引きに見える。だが、あなたは知らないうちに上司にコントロールされているのかもしれない。

あなたの息子が車をほしがっているとする。あなたは息子に車が必要だとは思わない。また、息子に車を買ってやれば、家計も苦しくなる。車を買うか買わないか話していて、息子はこう言う。「アルバイトをして、保険とガソリン代はぼくが払うよ」息子は譲歩を申し出た。こんどはあなたがゆずる番である。土曜日には、家計にしわ寄せがくると承知していながら、あなたは車を選びに行くことになる。

お返しとして譲歩するルールのせいで、いったいどれだけの家庭がペットの犬を飼うはめになっているだろうか。いまもどこかでこんな会話が聞こえるはずだ。「ママ、約束するよ。ぼくが犬の世話をするよ。エサをやるし、散歩にも連れて行く。ママは何もしなくていいから!」

あるエンジニアが上司にこう言う。「この車はまだ量産する段階ではありません。時速六〇キロから八〇キロのあいだで、震動が発生します」上司はこう答える。「ではこうしよう。予定をずらす。量産は半年遅らせるから、何とか解決したまえ」

ここで何が起きたのだろうか? 上司は、予定を遅らせるという譲歩をした。今度はエンジニアがゆずらなければならない。けっきょく半年後、まだ車体が振動するにもかかわらず、エンジニアは製造開始に同意する。

これが、欠陥商品がしばしば市場に出まわる理由である。だれもが結果を考えずに譲歩しているのだ。SAを十分に働かせて、あなたに譲歩してくれる人をよく観察してみてほしい。あなたはお返しに譲歩していないだろうか。また、**あなたがお返しにした譲歩が、本当にみんなの利益になることだったのか**も考えてみてほしい。

●一貫性の原則

ほかにも、「**一貫性の原則**」というものがあり、あなたはこの影響もたえず受けている。

人は心の奥深くで、一貫性があるように見られること、首尾一貫した行動をとることを望んでいる。これはだれもがもつ反応パターンの一つである。人はいったん決心したら、その決心にしがみつく傾向がある。自分の意見に自信をもっており、それを守りとおす強さがあると、人に認められたいからだ。
私には、かなり太りすぎの友人がいる。彼は、いままでやせたことがないと言う。太っているのが自分だと思いこんでいる。そして、これまでずっと太っていたし、これからも太っているだろうと言う。
数年前、私は彼に、低脂肪ダイエットを勧めた。低脂肪食でもけっこうおいしく食べられることを知ってもらうために、何度か手料理もふるまった。彼の体重はすぐに減った。しかしまもなく元の食事にもどってしまい、体重もたちまち逆戻りした。自分は太っていると思いこんでいるかぎり、彼は太ったままだろう。彼はこういう形で、「一貫性の原則」を信じているのだ。

あなたは新しい車を買いに行く。買う前は、どんな型の車がほしいかよくわかっておらず、お金を使っていいかどうかも不安だった。二時間後、ディーラーのショールームを出る時は、いちばんいい車種を選んだし値段も申し分ないと、自分に言いきかせていた。これは、あなたが売り出し中のいろいろな車について多くの知識を得たからではなくて、もう契約書にサインしたからだ。車種と値段を明記した契約書に自分の名前をサインしたとたん、その行動と自分の思考を一致させるようにふるまわなければならなくなった。そこで、予算内で自分が買える最高の車を選んだと、何度も自分に言いきかせているのだ。これもまた「一貫性の原則」に影響されているわけである。

上司がある部下を昇進させたが、数週間のうちに、人選を誤ったことがわかった。だが上司はその部下を異動させず、その地位にとどめておいた。上司の心の中には、自分の判断が首尾一貫していると思いたい、ほかの人にも一貫していると見られたいという、強い願望があったのだ。

なぜこうなるのだろうか。首尾一貫していることは、価値ある資質だと考えられているからである。首尾一貫していると、知的で論理的で正直で安定した人物に見える。信頼できる人に見える。首尾一貫していない人は、軟弱で、支離滅裂《しりめつれつ》で、自分の気持ちすらわかっていない人間だと思われる。そこで、ひとたび心を決めたら、**それが本当は正しかろうと正しくなかろうと、**一貫性を守りたいという見えない衝動に駆りたてられて、たいていは決心をつらぬくのだ。

社会生活をいとなむ上で、首尾一貫していることは価値があるし、必要なことでもある。だが首尾一貫しているように見られたいという理由で決心を変えられないようだと、重大な結果を招くことがある。

私はよく、『スター・トレック』シリーズの製作者、ジーン・ロッデンベリーのことを思い出す。最初のパイロット版フィルム（検討用のフィルム）は好評ではなかった。その場合、たいてい制作は中止になる。だがNBCの幹部数人が、ロッデンベリーにもう一本、パイロット版のフィルムを制作させる決断をした。その後『スター・トレック』とその続編は、テレビ史上最長のシリーズの一つとして地方局にも売られ、放映が続いている。

最後に、目に見えないルールのうち、よい影響を及ぼすことが多いと思われるものを二つあげよう。

●小さな親切

米国では数年前から、「〝小さな親切〟《ランダム・アクト・オブ・カインドネス》運動」がひろまっている。とくに見知らぬ人に対して、だれにでも親切にしようという発想である。たとえば、地下鉄で席をゆずる。レジに並ぶ列で、だれかを自分の前に入れてあげる。食料品の袋を持ってあげる。何人かの人たちがいっしょに中にはいれるよう、あけた扉を押さえている。自分のうしろに並んでいる人の分も、窓口で映画のチケットを買ってあげる。

一人が小さな親切をすれば、ほかの人もそれに習うだろうというねらいだ。

この運動が人気を得ているのは、人々が、まわりの人の行動に合わせて自分の適切な行動のしかたを決められるからだ。また自分のことを、いいことをする親切な人間だと思えれば、実際に親切になっていい行ないができる。ほかの人のためにいい行ないをすれば、相手からもいい行ないのお返しがもらえる。そしていつのまにか、親切な行動があちこちで見られるようになるだろう。

●肯定的な言葉を自分に言いきかせる習慣

一九四〇年代初頭からの研究でわかったことだが、基本的な欲求がみたされている時、人にいい仕事をさせるには、肯定的な励ましを与えるのがいちばん有効だ。

仕事の過程も楽しみながら多くの成果をあげる人は、自らこの秘訣を用いている。その日にどれだけのことを達成したいかを自分に何度も言いきかせ、成果に対しては肯定的な励ましを自分に与え続ける。たとえば「今日はずいぶん成果があがった」「あのグループにはとてもうまく説明できた」という具合である。こうした励ましに助けられて、ますます成果をあげていく。肯定的な言葉を自分に言いきかせれば、達成したい、いい仕事をしたいという欲求をさらにかきたてることができる。

やるべきことのリストに関してどれほど人がこだわるか、気づいておられるだろうか。リストをなくすと、つくり直さないでさがしまわるのは、最初につくったリストに強いこだわりがあるからだ。それはリストをつくり直せないからとか、書いた内容が思い出せないからとかではなく、**自分に肯定的な励ましを与えるために、最初のリストを使っていた**からである。

仕事をすませたあと、リストの項目を直線や波線で消したり、チェックのしるしをつけたりする人もいる。**こうした線やしるしは、仕事が終わったことだけでなく、「よくできた、よくやった」という称賛もあらわしているのだ。**

幼稚園時代に娘がつくったリストを見つけたことがある。「はをみがく、きがえる、ねことあそぶ、ようちえんへいく、ねる」と書いてあった。娘は夫と私がリストをつくる習慣をまねしていたのだ。リストの項目を線で消しながら、達成感を味わっていたのだ！

自分に言いきかせる言葉が肯定的なものであり、「よくやった」「がんばった」といった言葉ばかりになれば、あなたは必ず幸せな気分になれる。

いますぐ、自分の肩を手でポンとたたき、この本をここまで読んだこと、SAを働かせる方法を学んできたこと、この世界を変えるために自分やほかの人に関心をもち始めたことに対して、自分をほめてあげよう。

そしてもう一度肩に手をまわし、ただ、あなたがあなたであることだけで立派だと、肩をたたいてあげよう。

生まれつき、育ち方、いま受けている影響のすべてとうまくつきあう

人間はいろいろなものから影響を受けている。遺伝、育ち方、両親、祖父母、教師、教会の説教、本、まわりの人の行動、テレビ、映画など。遺伝は、いまさらどうしようもない。子供時代をやり直すこともできない。だが、目に見えないルールの影響、ほかの人がいま自分におよぼしている影響に気づくことはできる。どんな映画を見るか、どんな本を読むか、どんなラジオ番組を聞くか、どんな友人とつきあうかは選ぶことができる。自分に言いきかせる言葉に気をつけることもできる。

あなたのＳＡの力を育てあげ、十分に働かせるには、自分がどんな影響を受けているかを自覚することが必要なのだ。

第11章 どれくらい人への嫉妬や猜疑《さいぎ》心があるか？

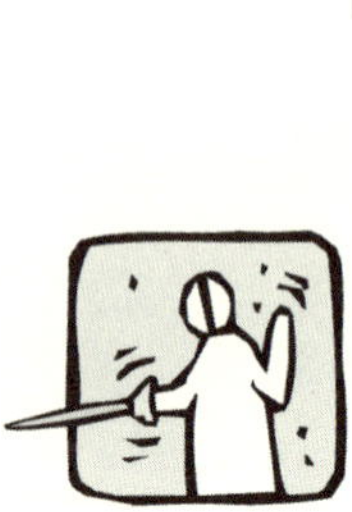

性格は、だれにも見られていない時に現われるもの。――マリー・ドレスラー（女優）

「あなたなんか大嫌いよ。私よりかわいいし、スポーツも得意だし、頭もいいし、背も高いし、経済的にもめぐまれてるもの」

「お前なんか嫌いだ。ぼくより大きな会社をもってるし、いい車に乗ってるし、子供たちも優秀だからな。自分よりお前のほうが劣っていないと、ぼくは面白くないね」

そう、嫉妬とは、それが名声であれ幸運であれ、あるいは友人であれすぐれた容姿であれ、学歴や財産や生き方であれ、ほかのだれかが自分にはないものをもっている場合に生じる感情だ。自分と人とを比較してしまえば、あなたはいつでも嫉妬を感じる可能性がある。

思考にともなって生じるあらゆる感情のなかでも、嫉妬はとくに卑しいものだ。だれかが苦しんだり、ひどい目に遭《あ》ったりすると嬉しく、逆にその人が万事順調だと面白くない。これは人が他人の不幸を聞きたがる一つの理由でもある。だれかが困っていると気分がよくなり、快い自己満足を感じて、「結局あいつらだって、そううまくいくわけないさ」と考える。

嫉妬を感じると、あなたのＳＡはおさえつけられ、愛情はさえぎられ、親しかった相手に対してもまったく親近感や結びつきを感じることができなくなる。そして結局は、あなた自身の自尊心もそこなわれる。心の奥底で嫉妬しているのがわかると、自分を尊敬することもできなくなるからだ。

嫉妬する女性

コリーンという女性は夫とともに、家を買うための頭金を納めたところだった。その前日には、二人に男の子が生まれることもわかった。これ以上すばらしい人生はないと思った。そこで友人のマージのところへ駆けこんでみると、コリーンは有頂天だった。テレビのキー局の一つに栄転が決まり、ニューヨークへ引っ越すことになったからだ。おまけに、恋人もむこうで立派な会社に仕事を見つけていた。

コリーンはマージの家を出た時、そこへ行く前ほど満足や幸せを感じなくなっていた。いい気分のままでいたいと思ったが、無理だった。

その夜、夫といっしょにいた彼女はふだんより口数が少なかった。夫がどうかしたのかときくと、彼女は「べつに。ただ疲れてるだけよ」と言った。

コリーンは自分がマージに嫉妬しているのがわかっていた。そのことでひどくきまりが悪く、後ろめたさを感じるあまり、それを認められずにいた。自分がマージのような人生を望んでいないこともわかっていた。結婚して、こうして子供をもつのが夢だったのだ。マージの幸運への嫉妬で、夫とすごす晩が台無しになっているのはわかっていたが、コリーンは自分をおさえられそうになかった。

本心の告白──嫉妬という感情

嫉妬は多くの人にとって認めづらいものだが、私は何人かのクライアントを説得して、自分の嫉妬という感情について語ってもらった。彼らの話を読みながら、あなた自身のことを考え、同じようなことをしていないか思い返してみよう。

「友人といっしょにいると、いつも彼女たちと自分を比べてしまいます」とルイーズは言う。「自分より外見がいいと思う人がそこにいると、面白くないのです。何とか気をひきたたせようとするんですが、その晩は気分が落ちこみます」

「ぼくの仕事はすごく競争が激しくてね」と、ある株式仲買人は言った。「ほかの男が今日は損をしたと言うと、嬉しくなる。ばかげたことだよね?」

「息子と娘はとても豊かな生活をしているんだ。二人ともいい家、それも私たちのよりいい家に住んでいる。ぜいたくな旅行もする。子供たちにとっては何よりだと思うよ。しかし、それに嫉妬を感じることもある。私たちは子供にいい教育を受けさせ、そのためのお金をみな払った。なのに今では、子供たちのほうがいい暮らしをしている──私の名前は出さないでくれるね?」

「私はラジオを聞きながら、とてもくつろいだ気持ちで車を運転しています。ところがだれかが何かの賞をもらったと聞いたとたんに、面白くない気分になります。どうしてがんばってる私には何の賞ももらえないのかという思いが駆けめぐるのです。いっぺんにいやな気分になります」とサンドラは言った。

一八世紀、ユダヤ教のラビ（宗教的指導者）だったモーシュ・ルザットは、嫉妬について次のような鋭い洞察を行なった。

「嫉妬もまた、分別のなさと愚かさにほかならない。嫉妬する者は何も得られず、嫉妬する相手からも何も奪えないからだ。（……）なかにはあまりにも愚かなために、隣人が何か長所をもっていると知ると、隣人のその長所のせいで自分の長所も生かせなくなるほど、くよくよと悩み苦しむ者がいる」

嫉妬を表わす行動

自分では嫉妬を表に出していないと思っている人が多いが、嫉妬は意外に気づかれやすい。たとえば、友人の収入の多さに嫉妬して、あいつは少しも家族のために時間をさいていないと言う。あるいは、美人の同僚に嫉妬して、彼女は最初の夫を裏切って浮気したと中傷する。

他人の悪口を言う人に会うと、私には彼らの動機は嫉妬なのだとしか思えない。

嫉妬について、四世紀の聖者バシリウスはこう言っている。「嫉妬する者は、賞賛すべきものを露骨にゆがめ、卑しむべきものに見せかけるのが得意だ。（……）彼らは勇気ある者を無謀だと言い、慎みある者を冷淡だと言い、公正なる者を冷酷だと言い、賢明なる者を狡猾《こうかつ》だと言う」

他者の功績にケチをつけ、それをたたえないことは、嫉妬の現われだ。

私は何年も前に、はじめて本の出版契約を結んだ時のことを今でも覚えている。長年にわたって尊敬し、たびたび賞賛してきた仲間の作家に電話をかけ、契約や出版社のことを話すと、彼は私に「あそこの出版社はよくないよ」と言ったのだ。

私は胃がよじれるようなひどい気分になった。せっかくこの喜びを彼とわかちあいたいと思っていたのに。私たちの関係は彼が注目を集めている時にはうまくいったのに、私が注目を期待する時にはうまくいかなかったのだ。

この出来事のあと、二人の友情はさめていった。彼はおそらく嫉妬し続け、私に会いたくなかったのだろうし、私も嫌われているような気がしていた。ところが一年後、通りで偶然会った時、彼は謝ってきた。自分の作品の執筆に苦労していたため、私の幸運を聞かされて、つい嫉妬してしまったのだと正直に言ってくれたのだ。

嫉妬はまた、功績をわかちあわない時にも姿をあらわす。

ジャンという男性は園芸が得意で、とくにハーブに詳しかった。そこへ女友だちのバーブが、ハーブ園をつくるからといって助言を求めてきた。二、三ヵ月後、私たちはバーブの家のパーティーに招待された。彼女は私たちをハーブ園に案内し、みんなは口々に感嘆の声をあげた。ジャンもそこにいた。ところがバーブは、ジャンの助けがどれほど役立ったか、ひとこともふれなかった。

もしバーブが「ハーブの選定と植え付けはジャンが手伝ってくれたのよ」と言っていたら、どんなによかったか。たとえ賞賛をわかちあったとしても、バーブの評価がそのぶん下がることはなかっただろう。それどころか、彼女はもっと賞賛を受けたにちがいない。ジャンはきっとお礼を言っただろうし、ほかのメンバーにもバーブが賞賛をひとりじめしなかったことがわかっただろうから。

功績の独占は、ビジネスの世界では広くみられる。トムという男性はある企画を提案したが、そのプロジェクトの実行は別の者が担当した。プロジェクトは大成功し、だれもがその担当者を祝福した。そうするのは当然だ。しかし、もし祝福を受けている者が「トムも祝福されるべきだ。発案者は彼なんだから」と言うことができれば、もっといいのではないだろうか。

人々の注目を他者とわけあうことは、あなたにとっては寛大さを示す行為であり、相手にとっても気持ちのいいものだ。SA＝気づきの力を働かせれば働かせるほど、あなたは喜んで人に功績を与え、注目をわかちあえるようになるだろう。

嫉妬はどこから生じるか

もしあなたが嫉妬に苦しんでいるのなら、自分自身の中にその原因を見出すことだ。答えはそこにある。

子供のころ、兄弟姉妹やクラスメートや親戚と、良きにつけ悪しきにつけ、つねに比較されて育ったとしたら、あなたは「競争的・対抗的な考え方や価値観の枠組み」にそって行動している可能性がある。これはたえず自分を他者に対して比較、判定、評価するということだ。もし自分のほうが劣っていれば、その反応として嫉妬が生じやすい。他者がもっているものを望むからである。

嫉妬はまた、自分にまったく自信がもてないことから生じる場合もある。もしかしたら、あなたの両親は自分に満足したことがなかったのかもしれない。それであなたにも、親のそうした不満や、人がもっていそうなものに対する強い願望が身についたのだろう。たとえば、親は自分の学歴や住んでいる家、あるいは兄弟姉妹のなかでいちばんできが悪いことを恥じていたのかもしれない。

またひょっとすると、あなた自身の学校生活があまり楽しくなかったか、充実していなかったのかもしれない。授業についていけなかった、友人がほとんどいなかった、スポーツが苦手だった、あるいは一般に魅力的とされる容姿でなかったのかもしれない。学習面や運動面で自分よりすぐれている者、あるいは自分よりスタイルのいい人のほうが幸せで、友人もたくさんいるというふうに思ったのかもしれない。大人になってからも、あなたは人を見て自分と比べることをやめない。そして自分のほうが劣っていると思う、つまり劣等感を感じると、嫉妬をいだく。

逆に、子供のころ、普通よりもずっと多くの注目を受けて育ったという場合もある。その場合、大人になってからも同じように注目されることを期待している。

私のセラピーにきている人で、自分が人と同じくらい認められている、注目を受けていると感じることができない女性がいる。彼女はいつも夫が自分のためにしてくれることを、友人の夫が友人のためにしてやることと比べる。職場でも、上司が自分に与える賞賛と、彼が同じ部の同僚に与える賞賛とを比較してしまう。

彼女は一人っ子として、そしてただ一人の孫として育った。「世の中は私を中心にまわっていると思ってたのかも」と彼女は言う。そのため今でも、彼女は注目が得られないとすぐ嫉妬を感じる。いま、彼女はあまり注目されなくても自分に満足すること、自分を他者と比べるのをやめること、こうした考えを締め出して、**他者に左右されない自尊心を築く**ことを学ぼうとしている。

あるいは、あなたの自己不信は大人になってから始まったのかもしれない。自分の思いえがいていたことが果たせない、子供が期待したように育ってくれない、パートナーが別の人のもとへ去った、あるいは仕事に不満があるなど。あなたは友人や周囲の人々を見まわしては、自分よりも楽で、苦しみがなく、望ましい生活をおくっているように見える人に嫉妬を感じるのだ。

嫉妬をおさえるには

嫉妬を感じないためには、「競争的・対抗的な考え方や価値観の枠組み」にしたがって行動することをやめなければならない。つねに比較することを、自分に許してはならない。もしだれかが大きな仕事を依頼されたと言ったら、新しい仕事についてその人に質問し、相手がいかに努力しているかに思考を集中させる。**自分を相手と同一視しない**。同一視によって比較をしなければ、嫉妬をつのらせることもないのだ。

そして理性によびかける。何度も何度も自分にこう言いきかせる。「自分をだれかと比べたら、必ずどちらかが勝ち、どちらかが負ける。そんなに私は嫌な感情をいだくように自分を仕向けたいのか？」そしてこう自問する。「彼が自分で努力した成果を得るのは当然ではないか？」

こう自問してもいい。「彼女が目的を果たすために費やした時間とエネルギーを、私は同じだけ投じる気が本当にあるだろうか？」たとえば、友人のみごとなピアノの演奏に嫉妬したとする。しかし、あなたはレッスンや練習に友人と同じだけの長い時間を費やす気が本当にあるのだろうか？

さらにこう問いかけるのもいい。

「**私は本当に自分の人生と彼の人生をとりかえたいと思うのか？　そうなれば望みのものが手にはいると同時に、彼の失望や苦しみや欠点も受け入れなければならないのに**」

嫉妬はまったく思いがけない時に生じることもある。たとえば、だれかが莫大な遺産を相続したとする。あなたはすぐに彼の思いがけない幸運に対して否定的な考えをいだき、嫉妬を感じる。しかし、その嫉妬を表に出すのではなく、「それはすごいね」などとその場にふさわしい返事をすることはできる。

また、もしある人の息子がバスケットの代表チームにはいったと聞いたら、おめでとうと言おう。あなたは嫉妬を感じるかもしれないが、**その感情のままに行動する必要はない**。情けないふるまいをすることはないのだ。

猜疑心《さいぎしん》という怪物

嫉妬と密接に結びついたものとして、猜疑心《さいぎしん》もまた無用な苦しみを生み、愛情を締めだし、あなたのSA＝気づきの力をおさえつける。嫉妬は人のもっているものに対する反応として生じるが、猜疑心は自分がもっているもの、あるいはもっていると思っているものを失うことに対する恐れや不安から生じる。

キムという女性は言う。「私はいい仕事についていて、多くのコネがあります。そのため、私はいつも人からいろいろと便宜をはかるよう頼まれたり、私の影響力を利用して私の会社の面接を受けさせてほしいと頼まれたりします。私は、いいわよ、もちろんと返事をしますが、実際には何もしません。私はいまの地位を得るために必死で働いてきたのです。それなのに、なぜ他人を助けなければならないのでしょう。こんなふうに感じている自分を誇りに思うとまでは言いませんが、私はだれにも頼らなかったんです」

キムは警戒している。もしほかのだれかが自分の会社に就職したら、何かを失うのではないかと恐れている。そのため、彼女は他人が面接を受けるのをまったく手助けしないのだ。

自分にきいてみよう。「**私は人に手助けすると言っておきながら、彼らを成功させたくないため**

に、その約束を果たさなかったことがないだろうか?」

ここで、猜疑心が生じる例をいくつか紹介しよう。

友人たちが昼食に出かけようとする。彼らはあなたを誘ったが、あなたは電話を二、三本かける用事があるので断った。あとになって、あなたは昼食にでかけた友人たちのことを考え、みんなで楽しんでいるのだろうなと想像する。このさき自分はのけ者になってしまうのではないかと思う。みんながいっしょにすごしている時間に対して猜疑心が生じるのだ。

あなたは大きなプロジェクトに取り組んでいる。そこで上司からあなたには手助けが必要だと言われる。あなたは心配になり、上司は最終的にプロジェクトの主要部分をほかのだれかにまかせようとしているのではないかと疑いをいだく。

あなたは、子供が自分よりも父親になついていることに警戒心をいだくかもしれない。また、パーティーに招待されないと猜疑心をいだくかもしれない。あるいは、だれかが最近あなたの専門分野で評価されたと聞いて警戒するかもしれない。

実際には、子供が父親といい関係を築くことを望んでいるし、そんなパーティーには行きたくないのかもしれない。自分がその分野で評価されるかどうかは、あまり気にかけないかもしれない。**しかし、もう人から相手にされなくなるということは怖い。もう人からほめてもらえなくなるのは怖い。これがあなたの猜疑心を駆りたてているのだ。**

夫の家族や友人、あるいは夫の行動に対して猜疑心をいだくことは、夫にも、あなた自身にも大きな痛みをもたらすことがある。もし夫が異性と話している時に不信をいだいたり、夫に一日のすごし方を一つのこらず報告させたり、彼の車の走行距離計を定期的にチェックしたり、電話を盗み聞きしたり、Eメールや電話の記録を勝手に見たり、この女性やあの女性にひかれているにちがいないと非難するとしたら、あなたは猜疑心に心をむしばまれている。

もしあなたにこれがあてはまるなら、自分を大切にして専門家の助けを求めること。あなた自身もあなたの配偶者も、猜疑心に苦しみながら生きていかねばならない理由はないのだから。

よりよい自尊心

猜疑心をいだかないためには、他者にばかり注意を向けるのをやめ、自尊心を向上させていくことだ。どうすればもっと自分に自信がもてるのかを考える。何かのゲームの達人になる？　もっと教養を身につける？　それとも、体重を落とす？

私が知っている女性はかなりの減量に成功した。彼女はこう話している。「前より体調がよくなり、元気も出てきました。ストッキングも楽にはけるようになりました。みんなもほめてくれて、とてもきれいだと言ってくれます。新しい髪型にも挑戦して、エクササイズのレッスンも受け始めました。新しい服も何着か買って、いろいろな場所へ出かけます。友人の家にもよく行くようになりました。時々、今はサイズの合わなくなった服を着てみて、『ほらね、これが努力の成果よ』と思います。やり始めたことは何でもやりとげられる気がします。私は自分のことが好きです。自尊心が一気に高まりました」

人から愛され、ほめられる人はだいたい自尊心が高い。愛されていると、自分を明るい光のもとで見ることができるからだ。また、何でもうちあけられて、いっしょにいろいろな場所へ出かけられる友人をもつことも、自尊心を高めるすばらしい方法である。
自尊心を高めるもう一つの方法は、自分の好きなところを二〇か三〇書き出してみることだ。そして書いたものを一日に何度も読みかえす。この練習は、あなたが自分や自分の性質、持って生まれた才能に目を向けるのに役立つ。また、「毎年何か新しいことを三つできるようになろう」と、自分に約束するのもいい。こうすれば、よりよい自尊心を維持することができる。

注目を集めるための競争

ときに嫉妬や猜疑心という感情は、注目を集めるために他者と競争するという形で現われる。たとえば、あなたが話しすぎる場合、それは注目を集めるために人と競争しているのである。話し続けているかぎり、あなたはみんなの注意を引きつけておける。たえまなく話すことによって、あなたは「私を認めて。私に注目して」とまわりに伝えているのである。

注目を集めるための競争心が強い人は人の話を聞かない。だれかが話していても、ろくに聞かずに頭をあれこれめぐらせている。かけたいと思っている電話のことや、店に寄って買いたいもののことを考えているかもしれない。また、相手が話している時、めったに質問をしたり、意見を言ったりしない。これも関心のなさを示すものだ。

話の邪魔をすることもまた、注目を集めるための競争心が強いことを示す行為である。だれかが話をしていると、そこへわりこみ、話をのっとる。それまでの話を自分に引きつけて続けることもあれば、まったく別の話をすることもある。

競争的な行為のもう一つは、わきで別の会話を始めることだ。一人が話していると、あなたは別のだれかと話を始める。これによって、発言中の人からみんなの注意をそらせるのである。話の邪魔をしたり、わきで別の会話を始めたりする時はいつでも、間接的にこう言っているのと同じだ。「私の話のほうがあの人の話より重要だ。私のほうが価値がある」

熱心でない、あるいは無関心な態度をとることも、相手に自分への注意をそらさせないための巧妙な方法だ。たとえば、友人からセーターをもらっても、それを箱から取り出すことさえしない。「まあ、すてきね」と言うだけで箱をしめ、それ以上は何も言わないのだ。

ほかから注意をそらさせる例をもっと紹介しよう。

ある女性が友人に、「どうも風邪をひいたみたい」と言う。相手は「何だって。それじゃぼくにもうつるかな」と答える。彼がいかにすばやく彼女のことを無視し、自分のほうへ関心を向けさせたかに注目しよう。

妻がインフルエンザにかかり、夫が怒る。彼は自分の生活を面倒にしたくないし、妻の看病だってしたくない。夫は妻の注意を自分に向けさせたいだけなのだ。

ある女性が自宅のオフィスで仕事をしていると、夫がはいってきてこう言う。「君に『行ってくるよ』を言おうと思って、家中をさがしまわったよ」たしかに夫は妻に対する思いやりを示そうとしているが、彼の注意が自分にしか向いていないことにかわりはない。

ここで自分にきいてみよう。**「私は話しすぎていないだろうか？　まったく聞いていないのに、聞いているふりをしていないだろうか？　話の邪魔をする癖がないだろうか？　人が自分にしてくれ**

たことに対して無関心な態度をとっていないだろうか？」

気づきのない話しすぎは禁物

だれでもときには中心的な位置にいることが必要なことはある。しかし、あまりにも話しすぎたり、人の話を聞かなかったり、話の邪魔をしたり、注意をそらしたりすることによって、つねに注目を集めようとすれば、あなたは成功も幸福も得られず、人と親しくもなれない。それどころか、他者を遠ざけることになる。

多くの人が私にこう言う。「自分が話しすぎるのはわかってますよ」話しすぎるのがわかっているなら、話すのをもっと控えればいい。こんな非生産的な行為を続けていてはならない。経験から言わせてもらえば、**続けて二分以上は一人で話さないこと**。相手に意見を言わせ、質問をさせ、あるいは話題を自由に変えさせてあげる。また、沈黙は金なり、ということもよく覚えておこう。自分にも人にも、よき沈黙を与えよう。

もしよく話の邪魔をしてしまうのなら、邪魔をしないように心がける決意をしよう。何年か前、私は結婚生活について多くの人にインタビューした。私が質問をして、彼らが話すというものだったが、彼らはそのインタビューがとても楽しかったと何度も私に言った。それは私が彼らの話を尊重し、少しも邪魔せずに耳をかたむけていたからだと思う。

人生に耳をかたむける

人生はときに非常につらいものだ。それなのになぜ、人の幸運を聞いて嫉妬から悲しみや怒りや落胆を感じ、人生を自分にとってさらにつらいものにするのか。なぜ注目を集めるために、たえず人と競争するのか。だれかの成功を聞いて嬉しくなるほうがいいではないか。いつも注目をあびなくても、ゆったり腰をおろしてリラックスするほうがいいではないか。自分の幸運や功績にも、人の幸運や功績にも、同じように満足するほうがいいではないか。そうすれば、人生にどれだけ多くの喜びが増すか考えてみよう。喜びは何倍にも、何十倍にもなるはずだ。あなたが嫉妬や猜疑心をすて、競争するのをやめようとしさえすれば、SA＝気づきの力を働かせようとしさえすれば、それは可能なのだ。

第12章 不安症やうつ病に苦しんでいるか？

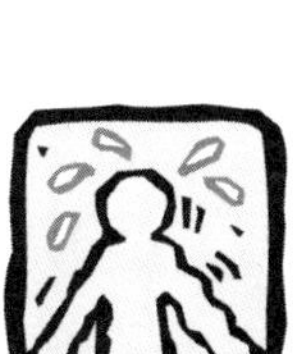

ときには生きることさえ、勇気のいる行為だ。――セネカ（古代ローマの哲学者）

もしあなたが不安症やうつ病に悩んでいるとすれば、あなたは全人口のうち、そういった悩みと直面している八パーセントから一五パーセントの人々のなかにはいるわけだ。不安症になると、しばしば強い恐怖や心配、いらだちを感じ、集中力が低下する。うつ病になると、暗くむなしい気持ちに悩まされ、思考力や集中力がなくなる。

不安症かうつ病、あるいはその両方に悩まされている場合、本当の自分を探ること、気づきの力を十分に働かせることはむずかしくなる。自分の感情に完全にのみこまれてしまうからだ。

現在、不安症やうつ病については多くのことがわかっている。もしあなたがどちらかに悩んでいるのなら、自助努力をするとともに、他者にも助けを求めることが必要だ。そうすれば人生を前向きに受け入れ、自分の外に目を向け、SAをもっと働かせることができる。しかし、まずは不安や憂うつに対処するための助けを得ることが先決である。

ある女性の例を紹介しよう。

「私は三二歳の時、はじめて得体の知れない不安感におそわれました。心臓がドクドクいって、死んでしまうのではないかと思いました。病院へ行ったのですが、どこも異常はないと言われました。まもなく不安感が定期的におそうようになり、どこへ行っても不安になりました。動悸《どうき》がして、気絶しそうでした。職場だとよけいに不安におそわれるので、仕事をやめました。ずっと家にいるようになったのです。スーパーにも行きたくない。ショッピング・モールにも行けない。私は家から出られなくなりました。

そこでセラピストに相談しました。彼女は家から出るための要領をいくつか教えてくれました。一日に一マイルずつ運転して、毎日、距離をのばしていきなさいということでした。それから、私の不安に名前をつけるように助言されました。私は自分の不安を『クマ』とよびました。ぬいぐるみのクマを手に入れて、それをいっしょに車に乗せたのです。ばかばかしいと思うかもしれませんが、これは不安に立ち向かうのに役立ちました。私はまた就職しましたが、強い不安感はその後も続きました。

私はいつも『こうなったらどうしよう、ああなったらどうしよう』と心配ばかりして生きています。『もし失業したらどうしよう』とか『もし請求書が払えなかったらどうしよう』とか『もし台風が来たらどうしよう』とか。

私の不安症は夫や子供たちにも迷惑をかけています。娘の一人がショッピング・モールに行きたがっても、私はそこへ着くと耐えられなくなるのです。どうしても帰らずにはいられません。家族といっしょに映画館やレストランへも行けません。

薬を飲むと具合が悪くなるので、薬にたよることもできません。そこで私はよくお祈りをしたり、リラクセーションのテープを聴いたりします。ときにはそれが効くこともあります。この二〇年間に、私は三人のセラピストに会い、それぞれ何らかの助けにはなりました。最近では、今かかっているセラピストから教わった一連のタッピング〔訳註・からだの一定の個所を軽くたたくこと〕を行なっています。トントンと指でタッピングしていると、すぐに不安がやわらぐのです。不安を感じたらいつでも、時間を決めずにやっています。

何かをやりとげることはとても励みになります。たとえば、車で橋を渡れたとか、映画に行けたとか、レストランへ夕食に出かけられたとか。

私の『不安ボタン』はオンにはいったまま動かなくなったのだと思います。私はそれをオフにすることができません。ほかの人には私のような不安症になってほしくありません。まるで格子のない牢獄です。でも、刑期なら終わりもあるはずですよね」

健全な不安もあれば、人をむしばむ不安もある

人間はだれでも多少の不安を感じるようにできている。不安はあなたに「危険だ、危険だ」と知らせてくれる。警戒をうながし、どんな悪い事態が起きそうか、今の状況でどんな変更が必要かを見きわめろという合図なのだ。不安は、先を予測し、対策を講じ、問題を解決するようにあなたを仕向けてくれる。

たとえば、車の燃料計がゼロをさしているのに気づいても何の不安も感じないで走っていれば、しなくていいはずの立ち往生をすることになるだろう。あるいは、胸や首にしこりがあるのに気がついても何の不安も感じなければ、治療を受けることもなく、最終的には命とりになるかもしれない。

問題は不安を感じすぎる場合に生じる。つねに心配で落ち着かず、神経過敏でイライラしている場合だ。「こうなったらどうしよう。ああなったらどうしよう」や「これではまずい。あれではまずい」などと、たえまなく心配する場合だ。自分の心配は道理に合わず、現実とつりあわないとわかっていながら、それをおさえられないような場合だ。あまりにも不安感が強くて、授業に出られない、車を運転して幹線道路に出られない、ショッピング・モールに行けない、映画館に行けない、子供の学校の奉仕活動ができないといった場合なのだ。

●漸進《ぜんしん》的筋肉リラックス法

私が不安症の人に勧める手法の一つに、漸進《ぜんしん》的筋肉リラックス法がある。腰をおろすか、横になるかして、各部のおもな筋肉群に力を入れる。私の説明にしたがっていっしょにやってみよう。

1. 右手で握りこぶしをつくる。こぶしから右腕まで力を入れる。ゆっくりと息を吸い、そのまま五つ数える。息を吐きながら、腕から力をぬき、こぶしを開いていく。
2. 左腕でも同じようにする。こぶしをつくり、こぶしから腕まで力を入れ、ゆっくりと息を吸う。そのまま五つ数え、息を吐きながら、腕から力をぬき、こぶしを開いていく。
3. 右脚に力を入れる。ゆっくりと息を吸う。そのまま五つ数える。息を吐きながら、力を抜いていく。
4. 左脚に力を入れる。ゆっくりと息を吸う。そのまま五つ数える。息を吐きながら、力を抜いていく。

5. お尻をぎゅっと締める。ゆっくりと息を吸う。そのまま五つ数える。息を吐きながら、力を抜いていく。

6. 口を大きくあける。ゆっくりと息を吸う。大きなあくびをする。息を吐きながら、力を抜いていく。

私は不安感のきわめて強い患者には、この漸進的筋肉リラックス法を一日に最低二回は行なうように指導している。その目的は、**楽にしている時と緊張している時の違いをからだで感じてみる**ことだ。からだを緊張させているのも楽にしているのも自分なのだから、ある程度のコントロールができるようになる。また、それは意識を今の瞬間にとどめておくことにもなる。

さらに詳しい説明については、ジョーン・ボリセンコ博士の『からだに聞いて　こころを調える』（邦訳、誠信書房）や、ハーバート・ベンソン博士の『ベンソン博士のリラックス反応』（邦訳、講談社）などを参照してほしい。

●TFT（思考場）療法

私が用いるもう一つの手法は、ロジャー・キャラハン博士が開発した「TFT」（思考場療法、Thought Field Therapy）にもとづくものだ。TFTは、運動生理学、経絡《けいらく》への指圧、心理療法を組み合わせたものである。かかえている問題に応じて、一定の順序でからだのある箇所をトントンと指でタッピングする。

次の一連のタッピングは一般的な不安症のためのものである。私はキャラハン博士の手法に若干の調整をくわえた。これを読みながら、いっしょにこの手法をためしてみよう。

1. 10をもっとも強い不安として、自分の不安を1から10までのランクで考え、いまの自分の不安に度数をつける。

2. 次に、「エネルギー・ポイント」(ツボ)と呼ばれる、からだの箇所をタッピングしていく。一本か二本の指で、目の下の骨ばった部分を軽くたたいて刺激する。ここを九回か一〇回軽くタッピングする。

3. 次に、手を片方のわきの下に入れる。その手をからだの側面にそって約一〇センチ下ろす。ここにもツボがある。そこを九回か一〇回タッピングする。

4. 今度は、ネクタイを結ぶ首のあたりにある、鎖骨《さこつ》のくぼみに指をあてる。その指を真下に約二センチ半すべらせ、そのまま左に二センチ半から五センチほど動かす。そこにくぼみを感じるはずだ。ここを九回か一〇回タッピングする。

まとめてみよう。

・自分の不安度を判定する
・目の下を九回か一〇回タッピングする
・わきの下を九回か一〇回タッピングする

・鎖骨のくぼみの下を九回か一〇回タッピングする
・タッピング後の不安度はどれくらいかを自己判定する

この一連のタッピングを終えると、大半の患者は不安がやわらいだと言う。もし不安度が2ランク以上下がらない場合は、別の手順のタッピングをする。（詳しくはTFTをあつかった書籍やホームページにあたってみていただきたい）

こうした一連のタッピングは、強い不安を感じ始めたらいつでも行なえる。不眠などの睡眠障害がある場合にも、就寝直前にこの一連の不安解消タッピングを行なうことをお勧めする。

●何かをしに出かけよう

私は不安症の人たちには、それに関する多くの本を読むように指導している。自分がひとりではないこと、ほかにも同じ問題に直面している人がたくさんいること、不安をしずめるのに役立つ手法がたくさんあることを知ってほしいからだ。

また、毎日一回は屋外での活動をするように指導している。たとえば、息子の野球の試合を見に行ったり、スーパーへ行ったり、だれかと昼食やテニスに出かけたりする。

こうした活動に対してどれほど不安を感じてもかまわない。調査によれば、行動を変えるだけで、六〇パーセントから八〇パーセントの人に著しい効果がみられるからだ。PET（陽電子放射断層撮影法）で脳の画像をとると、行動療法には、脳内で望ましい物理的変化を生み出す薬物とまったく同じ効果があることがわかる。

この本で今までに紹介した方法——気づきを用いてものごとの「公平な観察者」になること、決意の言葉を言うこと、「マインドフル・ブリージング」（意識的な呼吸法）によって意識をつねに今にとどめておくこと（二五五ページ参照）、祈ること——は、どれも不安をしずめるのに役立つ。しかし、とにかく実行すること、それも毎日実行することが必要だ。

●薬物

強い不安に悩む人には、抗不安剤や抗うつ剤が処方されることが多い。こうした薬物は初期段階を克服するのに有効だ。ただ、たとえ不安をおさえる薬を服用していても、毎日の行動療法はやはり重要だと私は考えている。

●「人は理解してくれない」

不安症にともなうもう一つの困難は、周囲の人々がなかなか理解してくれないことだ。彼らは、なぜあなたがやるべきことをきちんとできないのか想像できない。そのため、私は極度の不安症の人たちに、そのことを家族に説明する一つの方法を教えている。

たとえば、毎朝家を出るために、幅が九〇センチで長さが一五メートルの板を歩かなければならないとする。あなたはその板を歩けるだろうか？　たぶん歩けるだろう。あなたは不安に思うだろうか？　たぶん思わないだろう。

しかし、毎朝家を出るために歩かなければならないその同じ板が、地上二六階建てのオフィスビルの間にわたしてあるとしたらどうだろう？　いくらあなたが家を出たくても、仕事に行きたくても、子供の学芸会を見たくても、あるいは家族と映画に行きたくても、この板を歩くことはできないだろう。

きわめて強い不安がある場合や、不安がコントロールできない場合、「不安ボタンがオンに入ったまま動かなくなった」場合、人はこんなふうに感じるのだ。そう説明すると、家族も少しは理解してくれることがある。

うつ病——原因のある場合とない場合

うつ病になると、悲しみや絶望感をいだき、少しも喜びを感じない。ひどいうつ病になると、何もかもが重要でなく、人生がどうでもいいように思える。自分の存在さえ疑いだす。判断力が低下し、無気力で無感覚になる。基本的なことさえできなくなる。睡眠障害——眠れない、眠った状態が続かない、あるいはなかなか目がさめない——に苦しむ。疲れやすく、仕事も休みがちで、性欲がほとんどなく、外の活動にまったく興味がない。電話に出ることさえひどくおっくうになる。

「激越性うつ病」になると、悲しみや絶望感をいだくとともに、イライラと不機嫌で怒りっぽくなるだろう。イライラさせられるのが嫌で、人に会うのを避けていることもある。

うつ病の深刻なケースでは、耐えがたいほど絶望的でどうしようもない境遇から抜け出す出口がみつからず、自殺を考えることもある。

重症のうつ病の治療には、薬物だけでなく、何らかの心理療法も行なうのが一般的だ。軽症のうつ病には、薬物治療を行なわず心理療法のみを行なう時もある。軽症のうつ病の場合ならば、運動をしたり、自助努力《セルフ・ヘルプ》に関する本をよんだり、友人と話したり、活動的にすることでうつ病から抜け出せる場合もある。

うつ病はまた、「状況的」と「臨床的」の二種類にわけられる。「状況的うつ病」とは、人生のなかで気分を滅入らせ、むなしさや憂うつを感じさせる出来事があった結果として生じる。失業、友人の喪失、離婚、不妊、親族との長く続く不和、あるいは上司への不満などが、状況的うつ病につながる。

状況的うつ病が長期間続くと脳の化学作用に変化が生じ、「臨床的うつ病」に発展することもある。あるいは、ストレス要因がまったく認められないにもかかわらず、脳の化学作用に変化が生じ、臨床的うつ病におちいることもある。

うつ病には遺伝子や生物学と関連した部分もある。しかし、脳の化学作用の変化や人生上の問題から、うつ病にかかる可能性はだれにでもある。

●「私は将来に希望をもっている」

リタという女性は私にこう話した。

「ふりかえってみると、私はこれまでずっとうつ病だったのかもしれません。母は子供のころの私を、二歳でもう大人だったと言っています。落ち着きがあり、分別があり、従順でおとなしかったと。当時はそれが長所と思われていました。でも、大人になって自分の子供をもち、あの子たちがとても楽しそうなのをみると、自分はいつもある程度のうつ状態にあったのではないかと思うのです。

定期的に憂うつになるので、時々、薬を飲んできました。仕事をすることで憂うつをまぎらわしたこともあります。何時間も何日も仕事づけになりました。

うつ状態が進行していくのが、自分でもわかりました。ストレスから眠れなくなったのです。うつ病に気がついたきっかけの一つは、ソファにすわっていて、猫たちが自分の方を見ているのに、自分には何の興味もなくなっているのがわかった時でした。そのなかの一匹をなでてみても、手からなんの感触も伝わってこないのです。感覚も喜びもまったくありませんでした。このときはじめて、自分に何か恐ろしいことが起きていると思ったのです。

私の生活は、必要な仕事を順にこなすだけの単調なものになっていました。集中力がおとろえ、何かも中途半端にしかできなくなりました。会社へ行っても、オフィスにはいって腰をおろすだけでした。それで何事もなくすんだのは、私が会社のトップだったために、だれにも監視されたり、文句を言われたりしなかったからです。

ある日、私は仕事場から夫に電話して、気分が悪いと言いました。家に帰るからあなたも来てと頼みました。夫は帰宅し、私を抱きしめ、精神科医に連絡しました。精神科医は薬を出してくれました。最初はその薬が効かなかったので服用量を増やし、それから二つめの薬をもらいました。

私は運動も始めました。仕事前に散歩をし、夜は水泳をしました。運動は私の不安に効果を発揮し、三週間ほどたつと私はいくらか落ち着きをとりもどしました。また、セラピストに会って行動療法に取り組むようにとも言われました。

セラピストは私に外に出て遊ぶように勧めました。私は自分の人生で、遊びが一度もまともな位置をしめてこなかったことに気づきました。私は何人かの人と友だちづきあいを始めました。人にほほえみかけるように言われ、こちらがほほえめば、相手も違った反応を示すと教えられました。自分にユーモアのセンスがあることにも気がつきました。自分の人生で今年ほどよく笑えたことはありません。

薬はこれからも飲み続けるでしょうが、本当によくなることは薬自体とは関係ないとわかっています。どれだけ気分がいいか、どれだけ人生を楽しんでいるかということなのです。私は将来に希望をもっています。ずっと元気でいられると思います」

●薬物治療、サイコセラピー、そして自分自身の努力

臨床的うつ病の場合、からだの化学作用がバランスを失っている。したがって、そのバランスを取りもどすために、薬物が処方される。薬を服用している約六〇パーセントから六五パーセントの人が、二週間から三週間で著しく気分がよくなったと報告している。

研究によれば、薬物治療と並行して心理療法を行なうと、最良の結果が出ることが多い。したがって私はたいてい、セラピーグループにはいることを勧める。患者の経過を一週間ごとにチェックできるからだ。また、自分がどのようにうつ病を引きおこしているか——否定的な思考、世間からの孤立、友人に連絡をとらない、折りかえし電話をかけないなど——について、グループのほかのメンバーから意見を得られるからだ。私はまた、定期的なエクササイズのプログラムに加えて、ボランティアなど毎週いくつかの社会的活動を行なうことも勧めている。

●ペットは、あなたを励ますチアリーダー

もう一つ心の支えとなり、ストレスの軽減に役立つものが、犬や猫といったペットである。こうした動物は世話が大変だと思うなら、金魚でもいい。ペットがいれば、あなたは自分以外の存在に目を向けられる。犬はあなたに尻尾をふり、あなたの足もとに身をすりよせる。全身をつかって「ねえ、ぼくのほうを向いて。こんなに気持ちのいい日には散歩に連れてってよ」とうったえる。

猫はあなたのひざに跳びのり、鼻をすりよせる。ゴロゴロと喉をならして、あなたといっしょにいる

喜びを表現する。セーターから垂れている毛糸にじゃれる。あなたはエサや水があるか、トイレ用の箱がとりかえてあるかを確認しなければならない。**たとえ平凡でも、こうした雑用によって、あなたは注意を自分の外に向けておくことができる。**

金魚でさえ、泳ぎまわる姿をすわって見ているだけで、喜びを感じることができる。また、私はよくクライアントに言うのだが、「犬や猫や金魚がだれかを批判するのは聞いたことがないでしょう?」つまり、あなたがどんな気分でいようとも、いつも励ましてくれるチアリーダーがついているのだ。

●あなたは、うつ病以上の大きな存在

しばしば、うつ病や不安症の人は「私は憂うつだ」とか「私は不安だ」とか言う。たしかにそれは本当だ。それは今のあなたを表わす一つの表現ではある。**しかし実際には、あなたは憂うつや不安よりもずっとずっと大きな存在なのである。**三人の子供の母親であったり、化学者であったり、娘であったり、義理の娘であったり、姉であったり、テニスの選手であったり、卓球の選手であったり、アイススケートの選手であったり、コックであったり、パン屋であったり、庭師であったり、友人であったりする。

自分が本当はどんな存在なのか、気づきの力を使って今すぐ考え直してみよう。「私はどんな存在か」をリストに書き出してみよう。こうした手法は、**自分を憂うつや不安とだけ結びつけるパターン**からあなたを救い出す。それができるのも、あなたはもっとずっと大きな存在だからだ。

健全な状態へと、自分をひっぱっていく

不安や憂うつをかかえながら暮らしたいと思う人はいない。あなたもそうは思わないはずだ。不安や憂うつをのりこえるために、利用できる手段はすべて利用しなければならない。本を読み、からだを動かし、お祈りをし、セルフ・ヘルプのためのテープを聴き、ボランティア活動を行ない、薬物治療を考える（その効果も軽んじてはいけない）。そうやって自分を健全な状態へとひっぱっていくことだ。あなたならきっとできる。また、そうするうちにあなたのSA＝気づきの力も高まってくるはずだ。

第13章 神さまに話しかけていますか？

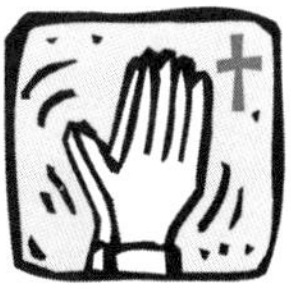

あなたはお祈りをするだろうか。神さまに話しかけたりするだろうか。

私が神さまに話しかけたもっとも古い記憶は、母と私と妹との寝る前のお祈りだ。祈りは「我らの父よ……」で始まり、めいめいが「神さま、おばあちゃんをお守りください」とか「神さま、どうか飢える人々をお救いください」とか言ったものだ。

大きくなっても、私は神さまに話しかけることをやめなかった。どうかサリーが私を誕生日のパーティーに招待してくれますようにとか、どうか私が生徒会の役員に選ばれますようにとか、よくお願いした。小学生のころ私はふと、もし友だちのベッツィーが神さまに自分が選ばれるようにお願いし、私も同じ地位に選ばれることをお願いしたら困ったことになると気づいた。そこで私は「もし御心《みこころ》が行なわれますならば」とつけくわえた。もちろん、私は自分の御心が行なわれることを望んでいたのだが……。

日曜日や一年の特別な日に教会へ行くだけでなく、私の家族は月に一度、みんなでお祈りもした。父が「今日はお祈りをするぞ」と言うと、私と妹はやれやれとたがいに目をみかわしたものだ。しかたなく両親の寝室へ行き、そこで私たち四人はベッドを囲んでひざまずき、父が祈りを先導した。はじめは硬い床の上にひざまずいて祈るのが嫌だったが、お祈りのあと、私はいつも晴れ晴れとした気分になった。家族全員がともにひざまずいてお祈りすることを、私はひそかにとても気持ちのいいことだと思っていた。

さらに大きくなっても、私はいつも神さまを身近に感じていた。デートの相手を与えてくださいい、試験で力をかしてくださいと、私はよく神さまに頼んだものだ。さらに、「もし代数の試験を通してくれたら、病気の人のために一〇〇回お祈りを言います」などと、神さまとよく〃取引き〃もした。

はじめて神さまに腹を立てたのは、モデルの仕事をのがした時だったと思う。でも、腹を立てたのはそれが最後ではない。私はニュースで耳にすることに義憤を感じるたちだったので、神さま、もっとお仕事に励んで何とかしてくださいと言ったものだ。

二人めの子供が生まれたあと、私は合併症を起こして死にそうになった。手術室に運ばれながら、私はこう思ったのを覚えている。「ねえ、神さま。もし私が目をさまさなかったら、天国でお会いしましょう。どうか家族をお守りください」単純な人間だったのかもしれないが、神との結びつきを感じ、神に話しかけることが子供のころからつねに生活の不可欠な一部だったので、私は死がこわくなかった。

今でも型どおりのお祈りは、たいてい寝る前にしている。しかし、私は昼間もよく神さまに話しかける。苦しい人生をおくっている人々、そして自分の怒りをおさえられない人々をお助けくださいとお願いする。私自身がだれかに腹を立てた時は、その人のために祈る。そうするとイライラから解放されるのだ。

私はまた、「神さま、ありがとう」と毎日何度もお礼を言う。優しく愛情深い夫や、すばらしい子供たちのことを感謝する。神が二人の息子と、何年か後には娘を一人授けてくれたことにいつも感謝している。両親をとても長生きさせてくれていることにも感謝する。しとしとと降る雨、よく晴れた日、美しい夕焼けを神に感謝する。そして最近では、この本を書かせてくれたことに感謝している。

セラピーの現場で、私は自分に祈りの習慣があることは一度も話さなかった。クライアントにはあらゆる課題を与えたが、お祈りを勧めたことはなかった。そんなとき、子供の死を乗り越えようとしている人たちに接するようになった。彼らは耐えがたい苦痛のなかにいた。

彼らはこの苦しみはいつか消えるのでしょうかと私にきいた。私は静かに首を横にふって否定したが、時とともに薄れてはくるだろうと言った。私は彼らの話に耳をかたむけ、ときには毛布でくるんであげ、泣いている時はただしっかりと抱きしめた。夫婦に抱きあってもらうこともした。そんななかで、毎週来ては泣いていった女性がいたのを覚えている。彼女は赤ん坊のようにからだを丸めて泣いた。私は彼女の苦しみを前にして大きな無力感をいだいていた。そこである日、お祈りをして神さまに話しかけたら、少しは慰めが得られるかもしれないと勧めてみた。彼女は慰めを得た。今では、困難を乗り越え、希望をとりもどすための方法として、私はきまってお祈りを勧めている。

デイヴィッド・ウォルペの『神について子供たちに教える（*Teaching Your Children about God*）』には、こういう文章がある。

「毎日森へ出かける男の子の話がある。母親がその子にどこへ行くのかきくと、男の子は神さまのところへ行くのだと言う。来る日も来る日もこれが続いたので、母親はついにこう言った。『ねえ、あなたは知らないかもしれないけど、神さまはどこにいても同じなのよ』すると男の子は答えた。『知ってるよ。でもぼくは、神さまから見ればひとりしかいないんだ』祈りは、私たちが神との結びつきを感じるために行くところならどこにもある」

祈りの恩恵

祈りには多くの恩恵があると思う。もしあなたが神の存在を信じていないわけではないのなら、神と話をしてみてほしい。あなたはいつも、頭の中ではさまざまな人と会話をしていることだろう。それなら神さまにも話しかけてみよう。神はあなたがもちうる友人のなかで、もっとも寛大にあなたを受け入れ、許しを与えてくれる友だといえる。

祈りは安心感を与えてくれる。それは幼いころ、何かをこわがって母親のもとへ駆けこんだ時、母親に「大丈夫よ」と言われるのに似ている。祈りにはそんな働きがある。

お祈りをしている人々はとりわけ愛情深く、思いやりがあり、寛大だと思う。**神に話しかけている時に憎しみをいだくのはむずかしいからだ。**

お祈りをすると、不安がやわらぎ、安らかな気持ちになることがしばしば報告されている。電気を止められたとか、友人にひどいことを言われたとかいう事実がたいしたことではないように思えてくる。

祈りには気持ちを落ち着かせる効果がある。今かかえている問題やつらい決断に立ち向かうための力や勇気を与えてくれる。過去への後悔や未来への執着をしめ出すのにも役立つ。こだわりをしずめ、気持ちを安定させ、生活に平静さをもたらす。自分をコントロールする力を与えてくれ、コントロールできないものには握っている手を放すための勇気を与えてくれる。自分や他者への責任感をよみがえらせてくれる。祈りはすぐれたセラピーなのだ。

ときに私は美しい山々を眺めたり、家族のことを考えたりすると、力強さや温かさや愛情で胸がいっぱいになる。深く息を吸い、まるで何もかもが世界と一体になったような気がする。そんなとき、私はその気持ちをだれかとわかちあいたくなる。それをわかちあう相手として、神ほどふさわしい存在があるだろうか。「なんてすばらしい日でしょう。神さま、ありがとう」

霊的指導者のシュリ・イクナット・イースワランはこう書いている。

「インドのことわざに、〃我々が神のほうへ一歩近づけば、神は我々のほうへ七歩近づく〃というのがある。神は我々が最初の一歩を踏み出すのを見たいと強く望んでおられるが、我々のことはすでによくご存知である。我々がその一歩を踏み出し、歩みがぐらつかないかどうか、注意深く見ておいてになる。ただ足を前へ踏み出すだけでは、あるいは足を軽く地面にふれるだけでは足りない。その一歩に十分な力をこめなければならない。周囲の人々に辛抱強く耐え、あるいは不健康な習慣をあらため、あるいは神の御名をくりかえし唱えることによって、神に向かって誠実な一歩を踏み出した時、我々には神がこちらへ七歩近づいてくださることが確信できる。しかし、まずその最初の一歩を踏み出さなければならない」

祈りはしばしばその最初の一歩となる。

*

私はさまざまな宗教的バックグラウンドをもった人たちと祈りについて話した。ここに彼らの言葉を紹介しよう。

「お祈りをすると、自分にもっと責任がもてるようになります。あやまちを犯したり、自分にとってよくないことを選んだりしないように、守られている気持ちになります。自分は正しい道にいるのだと感じられるのです。お祈りをする時、神さまが聞いてくださっているのがわかります。いちばんよく口にする祈りは、『あなたが私に望んでおられるような人間になれますように』です」（主婦・母親・学生である女性）

＊

「お祈りをするのは、自分は神なくしてはやっていけないからです。人生にはコントロールできないものがたくさんあると思います。私は力や勇気や知恵を、そして愛する者への執着心を手放し、相手をコントロールしようとしない力を与えてくださいと祈ります。私はたびたび、家族が間違った判断をくだすのではないかと心配になるので、そのことについてよく祈ります。それも神にゆだねるのです。家族を守ってくださるように、また、今をよしとする潔《いさぎよ》さを私に与えてくださるようにお願いします。息子との関係がうまくいっていない友だちのためにも祈ります。健康のために祈り、もし健康がおとろえたら、それに対処できるだけの力をもてるように祈ります。人生を楽しむ資質を与えてくださいと祈ります。

　私は毎週日曜日と平日に一回、教会へ行きます。その日は少し時間をとって、神のそばですごします。今は、型どおりのお祈りはあまりしません。ただ、神に話しかけるのです。花々や青空を見る時、『これも神の恵みだ』とよく言います」（ソーシャルワーカー）

＊

「私にとっての祈りとは、他人や自分のために神に願いごとをすることです。病人がいれば、その人が元気になるように願う。旅行中の人がいれば、道中の無事を願う。仕事がはかどり、うまくいくように祈る。普通は朝か夜にお祈りをします。お祈りをすると、不安がやわらぎます」（会社社長）

＊

「私は心の中でも祈り、教会でも祈り、車の中でも祈ります。夜中に家族や自分の健康について神に話しかけたりします。私は祈りのグループに入っているので、週に一回集まって、お祈りをしたり、聖書の勉強をしたりします。祈りのなかで、私は辛抱づよくいられるように、仕事がうまくいくようにお願いします。いま自分の持っているものすべてに関して神に感謝します。私はとても気が短いし心配症なので、祈りをすると気分が落ち着きます。飛行機がひどく怖いのですが、ときには乗らざるをえません。前の飛行では、機内でひたすら祈りました。地上ではグループの人たちも私のために祈ってくれていました。それは今まででいちばん安らかな旅でした」（保険会社の損害査定担当者）

●「こんにちは、神さま。私はここにいます」

神への祈り方にはいろいろある。ただ静かに腰をおろし、神の声に耳をかたむけることを祈りとする人もいる。型どおりの祈りがいちばん助けになると思う人もいる。型どおりの祈りから始めて、神の声に耳をすませる人もいれば、聖書など霊感を与えてくれるような書物を読む人もいる。多くの人は友人に話すように神に話しかける。

ときには忙しいあまり、立ちどまってお祈りをする暇がないという人もいる。私はいつも、お祈りはどこでもできますよと言っている。一時停止の信号でとまった時、歯をみがいている時、あるいは床の上で体操をしている時でも祈ることができる。近所を歩いては、通りがかった家々の住人のために祈るという女性の話も読んだことがある。

毎日、朝でも昼でも夜でもいいからお祈りを始めてみよう。宗教的なよい本を読み始めよう。「こんにちは、神さま。私はここにいます」といった具合に、頭の中でだれかに話しかけるように神に話しかけてみよう。ときには、静かに腰をおろして神の声に耳をかたむけよう。

神に話しかけたり、神の声に耳をかたむけたりすれば、あなたはもっと愛情深くなる。人とのよき関係が強まり、ＳＡの力も高まるだろう。

第14章 他者やまわりの世界との一体感を感じるか？

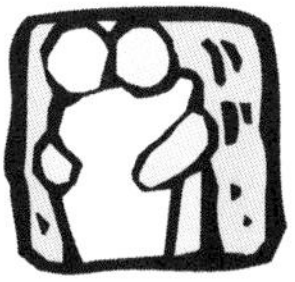

自立だと？　そんなものは中産階級のたわごとだ。我々はみんな、おたがいに依存しあっているのに。それもこの世の中の一人残らずがだ。——ジョージ・バーナード・ショー（劇作家）

私の父が子供だったころ、だれも「愛しているよ」と言うことを父に教えなかった。七五年前の時代では、それは人が口にする言葉、とくに男がいう言葉ではなかった。

何年ものあいだ、私は父のからだに腕をまわして、「愛してるわ、お父さん」と言ったものだった。

父は私の背中をたたいて、「嬉しいよ」と言った。

私はほほえんで、「私にも『愛してる』って言って」とせがむ。

父は口ごもり、「私がお前を愛しているのはわかってるだろう」と言う。

「ええ、わかってるわ。でも、お父さんにも言ってほしいの」と私。

何年もしつこくせがんだ末にようやく父は考えを変え、家を出る時や電話を切る時にいつも、「愛してるよ」と言うようになった。

最近、父はすっかり耳が遠くなった。

今年の春、父は私が新しいバラの苗木を植えるのを手伝っていた。そして私が苗木の根をおおうことについて何か言うと、父は私を見てほほえみ、「私も愛してるよ」と言ったのだ。

信じられないような父との一体感の瞬間が、そこにあった。

一体感とは何か

〝一体感《ワンネス》〟。よく耳にする言葉だが、いったいそれは何だろう。

それは、愛の感覚である。ほんの一瞬、一人の人間をもう一人の人間や人間の集団、自然、すべての生き物、この世界、そして神とつなぐ、結びつきや親近感のことだ。

この感覚につつまれている時、不安や憂うつや苦しみは完全に消える。渇望も期待も、義務も責任もいっさいない。あなたにあるのは、今、この瞬間だけ。そんなとき、あなたは完全な気づきの状態にあるといえる。

他者との一体感はひとりでいる時にも感じる。相手がこちらの気持ちをまったく知らなくても、その人に対して一体感を感じることがあるのだ。たとえば、私が仕事に出かける準備をしている時、夫が『雨にぬれても』を口ずさみながらシャワーを浴びているのが聞こえてくれば、私は思わずほほえみ、夫をいとしいと思う。これが一体感だ。

あるいは買い物をしている時、母親が幼い息子のあちこちにキスをし、子供が母親の腕の中でクスクス笑いながら、くすぐったそうにしているのを見かける。あなたはその母子の両方にいとしさや一体感を感じるだろう。

また、ある女性は夫の髪がくしゃくしゃになっているのを見ると、一体感を感じると話した。「夫は銀行家で、ほとんどいつも完璧な身だしなみをしているのですが、髪が乱れていると少年のように見えるんです」と彼女は言う。

あるとき、玄関のポーチの屋根の下にハチドリが迷いこんできた。私は掃除用のモップを持ち出し、それをハチドリの下にあてて、ゆっくりと屋根の縁まで押しあげた。ハチドリはほかに行くところがなかったため、モップの上に止まっていた。そこで私はモップをポーチの下から出し、空中にもちあげた。少しすると、ハチドリは自由になったことに気づき、羽音をたてて飛びさった。ハチドリがモップを離れた時、私はその小鳥に一瞬の一体感を感じた。

一体感は、ペットの猫をなでる時にも感じられる。音楽を聴く時、夕焼けを見る時、荒々しく流れる川のそばに立つ時、あるいは庭を眺める時にも感じられる。

他者との一体感は、二人のあいだで同時に生まれることもある。あなたが私に一体感を感じ、私もあなたに一体感を感じる。たとえば、親しい友人と店でばったり出会う。二人はにっこりして抱きあう。するとその一瞬、一体感が生まれる。

あるいは夫と分娩室にいる時。医師から「さあ、今度は女の子でしたよ」と言われる。夫婦は見つめあい、一体感を感じる。

あるいは友人と釣りをしている。友人の竿《さお》に魚がかかる。彼はあなたにちらりと笑顔を向け、「見たか?」と言う。あなたはうなずく。そのとき、二人は親密さを、一体感を感じる。

あるいはニュースでどこかの子供の死を耳にして、悲嘆にくれるその両親との結びつき、一体感を感じる。

私はショッピング・モールの二階で、階下の買い物客を眺めながらコーヒーを飲んでいた。すると七〇歳代と思われる夫婦が、噴水のそばに立っているのが見えた。二人はおそろいの紺《こん》色のベレー帽をかぶっていた。とつぜん二人は上を見あげ、私が自分たちを見ていることに気がついた。私は手をふり、ベレー帽を指さして、お似合いですよとにっこりうなずいた。すると彼らもにっこり笑い、それぞれが私に投げキスをくれた。私もキスを二つ投げ返した。そこに一体感が流れていた。

一体感はまた、群衆の中にあっても感じられる。たとえば、スタジアムでバスケットボールの試合を観戦しているとする。自分のひいきのチームが得点を入れると、その瞬間、声援を送っているほかの観客との一体感を感じる。その瞬間が終わると、ふたたび静かになり、私は座席に腰をおろす。

私は以前、「こうした結びつき、こうした一体感は、愛の一つの形なのですか?」ときかれた。たしかにそれは愛だ。しかし、私はそれが愛の領域をすら超えるものだと信じている。この感覚は、神が私たちの中に生きていると気づく瞬間なのだ。それは私たちの心に安心や親愛の情を、慈悲や寛容さをもたらすのである。

一九三四年四月、南極の気象基地の任務についていた海軍少将リチャード・バードは、こう書いている。

「午後四時、氷点下約六七度の霜《しも》の中、日課の散歩をした。太陽が地平線の下に沈み、藍《あい》色――ほかでは見たことのないほど豊かな色――があたりを覆い、消えかかる日没の光を除いてすべてを飲み込んでいった。(……)

私はふと立ちどまり、その静けさに耳をかたむけた。(……)一日が終わろうとし、夜が生まれようとしていた――それもごく穏やかに。ここには静かで調和のとれた、宇宙のはかり知れない流れと力があった。調和、まさにそうとしか言いようがない。それはこの静けさから生まれるものだ――穏やかなリズム、見事な和音のおりなす調べ。（……）その瞬間、私は人間と宇宙との一体感をはっきりと感じた」

私の義母は七〇歳代にはいってから、視力が衰え始めた。年がたつにつれ、義母は文字を読むことも、テレビを見ることも、周囲の人の顔を見わけることもできなくなった。私たちが何かのお祝いごとに彼女を招く時はいつも、彼女はどれくらいの人数が集まるのかときいた。ほとんど目が見えないため、一〇人から一二人もの人が歓談している食卓について、周囲の話についていくのは大変だったのだ。

義母は視力の衰えについてあまり不満を言わなかったが、私にはそれが悪化していることがわかった。ラジオを聞くことが多くなり、テレビはほとんどつけなかった。新聞や雑誌も買わなくなった。請求書の支払いをする時は、夫か私がいっしょにすわり、小切手の彼女が署名する場所を指でさして教えた。私たちは彼女に電子レンジを買い、自分でコーヒーを温められるように、ボタンのいくつかに手触りでわかるようマジックテープを貼った。

それでも義母は出窓でセントポーリアの花を育てていた。ただ、それが本当に見えていたかどうかは疑問だ。彼女はよく窓のほうへ行き、大好きなセントポーリアの花を一鉢、光にかざしていた。そうすれば小さなピンクや紫の花が見えるかもしれないと思ったのだろう。私の幼い娘のアンナ・メアリーが訪ねると、彼女はいつも孫娘を抱きしめ、「私のかわいいお嬢ちゃんは元気かしら」ときく。そしてアンナ・メアリーを窓のほうへ連れて行く。そこならたぶん、光がうまくあたれば、孫の小さな顔がわかるから。

義母の話をすると思い出すのが、視力を失い、うつ状態になった八〇代後半の女性のことだ。私がすわってその女性と話していると、彼女はとつぜん私の話をさえぎり、「この部屋の明かりのせいでしょうか。あなたの顔がぼんやりと見えるの」と言った。そして「娘をここへ連れてきて、あなたがすわっている場所にすわらせてもらえませんか。今ならあの子の顔が見えるかもしれないわ」と言った。

私はいそいで待合室へ行き、娘さんを連れてきた。娘さんは私がすわっていた椅子に腰かけ、母親は娘の顔に目をこらした。娘に椅子の向きをあれこれ変えてもらったりもした。しかし、残念ながら、年老いた母親がいくら一所懸命に見ようとしても、娘の顔は見えなかった。

私は孫娘の顔やセントポーリアの花を見ようとしていた義母のことを思うたびに、あるいは、どうしても娘の顔を見えるようになりたいと思ったあの老婦人のことを思うたびに、すべての人間という存在への一体感を感じる。

●雪の中の涙

「レトルヴァーユ（再発見）」という団体は、結婚生活に問題をかかえた夫婦の援助を行なっている。私は夫婦の方々へのセラピーをする場合、このレトルヴァーユの週末ミーティングに参加することをよく勧める。昨年、私はこの団体の国際会議でスピーチをするように頼まれた。

友人と私は会議のために飛行機でデトロイトへ向かい、そこにレトルヴァーユの会員の夫婦が迎えにくることになっていた。ところが連絡の行きちがいがあり、迎えの夫婦はゲートのほうへ行き、友人と私は歩道に立って待っていた。

四五分ほどしてようやく連絡がとれた時、私はその夫婦が四人の幼い子供連れであることを知った。

父親が一人をおんぶし、もう一人を腕に抱いていた。母親も赤ん坊をだき、もう一人をそばに立たせていた。車でホテルへ向かう途中、私はその一家が空港へくるのに三時間も前に家を出なければならなかったことを知った。その上、私たちをホテルへ送り届けるのに、さらに一時間車を走らせなければならなかった。

今朝は子供たちを起こして支度をさせるのがさぞ大変だったでしょうと私が言うと、若い母親は「レトルヴァーユが私たちの結婚を救ってくれたのです。何かお返しをしたいんですよ」と言った。レトルヴァーユの週末ミーティングにはじめて参加したのはどこだったのかときいたが、彼女は覚えていなかった。でも夫と自分が、金曜日の晩に始まるそのミーティングに遅刻したことは覚えているという。その日は雪がひどく、広い雪原をひたすら走っていたことしか思い出せない。彼女は転んでばかりで泣いていた。しかし、結婚生活を救うためにどうしてもその会合に行かなければ、と思っていたという。

私はこの女性のことを考えるたびに、二人の結婚生活を救おうと雪の中を泣きながら夢中で走った女性との絆《きずな》を、一体感を感じる。

●ベッドサイドの椅子

忘れられない話をもう一つ紹介したい。

ある女性が司祭のもとへ来て言った。「私の父のところへ来て、いっしょにお祈りしていただけないでしょうか。父はがんに冒されていて、自宅で死にたいと言っているのです」

司祭はその家に行った。そして部屋にはいると、彼女の父親がベッドに横たわっており、そばにだれもすわっていない椅子が置いてあった。司祭はだれかお見舞いに来ていたのですかときいた。彼は言った、「どうかその椅子の話をさせてください。これはだれにも話したことがないのです。娘にさえもね。変だと思わないでほしいのですが、私はこれまでお祈りのしかたがわかりませんでした。祈りに関する本も読みましたし、祈りに関する話も聞きました。でも何の役にもたちませんでした。ところがある友人が、お祈りはイエス様とおしゃべりをするようなものだと言ったのです。自分の前に椅子をおき、イエス様がその椅子にすわっていると想像しながら、話しかけてみなさいと勧められました。それ以来、私はお祈りが楽にできるようになりました。どうか私を風変わりだと思わないでください」。司祭は、椅子にすわったイエス様と話すことはすばらしい祈りですよと彼を励まし、聖油を塗ってあげ、帰って行った。

二日後、娘から「父が亡くなりました」という連絡があった。司祭が「安らかな死でしたか」ときくと、娘はこう答えた。「私は今日の午後二時に父の家を出ました。父は冗談の一つさえ言っていました。それが三時半にもどってみると、亡くなっていたのです。ただ、一つ不思議なことがあって、父の頭はベッドではなく、そばの椅子の上にのっていたのです」

豪華客船タイタニック号の悲劇を描いた映画にくわえ、沈没したその船の発見について多くの報道がなされたために、たくさんの人々が当時をふりかえり、海で命を失った人や残された遺族に対して悲しみを新たにした。過去の人々への一体感を感じたのである。

また、ダイアナ妃の葬儀がウェストミンスター寺院で行なわれた時ほど、全世界が同じ悲しみを共有したことは、おそらく歴史上のどの時代にもなかっただろう。私たちはダイアナ妃のためにその死を悼んだのだろうか。彼女の子供たちのためなのか。それとも自分や自分の子供たちのため？　おたがいのため？　彼女が亡くなったその日、そしてそれに続いた一週間、私は多くの人々が他者との一体感を感じたことと思う。マザー・テレサが亡くなった時も、同じく世界中の多くの人々がたがいに一体感を感じたにちがいない。

一体感を妨げるもの

世界中の精神的・霊的指導者たちが、非難と怒りは他者や世界との一体感を妨げる二大要素だと述べてきた。もし否定的な考えをいだいていたり、怒りを感じていたりすると、一体感は生じない。憎しみと親しみは同時に感じることはできないからだ。さらに、いったんだれかに批判的な感情や怒りをいだくと、その感情が消え、相手も警戒をゆるめてふたたびあなたを信頼し、親しくなろうと心をひらくようになるまでには多くの時間がかかる。

忙しすぎる生活も、他者との一体感を妨げる。内なる感情に耳をかたむける時間がないと、また、他者のためにさく時間やまわりの出来事に注意をはらう時間がないと、一体感は生じない。

話しすぎるのもよくない。自分の話にばかり注意を向けていると、相手の話に心から注意を向けることができない。嫉妬や猜疑心も、自分を他者と比べることに忙しいあまり、一体感を感じる機会をあなたから奪う。

否定的な思考、否定的な感情、否定的な行動はすべて、一体感を感じる可能性を締めだすものだ。

一体感のための舞台を設定する

他者との一体感は、もとうと思ってもてるものではないが、自分や他者への気づきの力を高めることによって、だんだん一体感を感じるようになっていける。祈りや瞑想は、一体感を感じるためのよい舞台をととのえてくれる。笑うこと、親切な行ないをすること、祝福の言葉をかけてあげること、よき友人といっしょにいることもまた、私たちを一体感へと導いてくれる。

ほかにもこんな舞台設定の方法があるだろう。

・家族と愉快な映画を見る。みんなが笑うたびに、一人がもう一人と顔を見合わせ、一体感が生まれるだろう。
・だれかが話している時は、その話に静かに耳をかたむけてあげる。
・家族の古いアルバムを見る。
・友人と散歩をする。
・教会や寺院など聖なる場所に立ちよって静かな時をすごす。
・同僚をジョークで笑わせる。
・会社に花を持って行く。
・将来の夢を話し合う。
・だれかが部屋にはいってきた時には、顔をあげてほほえむ。
・芝生の上の椅子に静かに腰かけ、鳥のさえずりに耳をかたむける。
・嵐のあとに戸外を歩き、大気の匂いをかぐ。

・田舎をドライブする。
・夕食に友人を招待して手料理をふるまう。
・だれかをほめてあげたり、贈り物をあげたり、抱きしめてあげたりする。

あなたが他者に心を開けば開くだけ、あなたは一体感を感じられる。他者への気づき＝ＳＡを働かせることによって、きっとあなたは一体感を得られるだろう。それはあなたの周囲にいくらでもあり、しかも無料だ。

他者との一体感はあなたに愛し愛されている感覚を与え、活力を与え、そして落ち着きを与えてくれる。一体感《ワンネス》には、不思議な力がある。それは一日に何回でも自分に与えてあげられる贈り物だ。

第15章 「知恵のある成熟」をめざそう

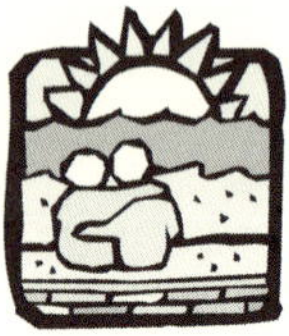

本書を手にとった日から始まった、数週間から数ヵ月間にわたる人間関係と人生の再チェックの旅で、あなたは何を発見し、何を学んだだろうか。自分の上に何が起こり始めたかをふりかえってみてほしい。

SA（センス・アビリティ）＝気づきの力を働かせること、自分や他者や物事の「公平な観察者」になることはどう役立っただろうか。一歩さがって、人と接している自分の姿を見つめる能力を身につければ、生活はずっと穏やかで、快適で、意味深いものになり、腹の立つことも少なくなる。相手の否定的な言葉や腹の立つ状況にも、いちいち心を乱さない。それをたんなる一つの出来事として観察し、あなたは落ち着いて、気づきとともに前進できるはずだ。

あなたの生活は、この本を読む前よりバランスのとれたものになってきただろうか。相手を思いやる電話をかけ、いちど承諾したことはきちんと実行しただろうか。他者への気づきが高まっただろうか。自分のための、とっておきの時間をつくりだすことができただろうか。

あなたの人への態度は前より優しくなっただろうか。配偶者や友人の話により熱心に耳をかたむけ、理解を示す努力をしているだろうか。以前なら許そうとしなかった相手を許せるようになっただろうか。

相手を許すことで、解放感を得ただろうか。

この本で自らの苦しみを語った多くの人々から何を学んだだろうか。心をひらいて耳をかたむければ、他者の人生は実に多くのことを教えてくれる。

この本で自己探求をすすめ、SAの力を働かせることによって、あなたはあまり腹を立てなくなってきただろうか。不安や憂うつがやわらぎ、人に批判的でなくなり、次々と多くのものを欲しがらなくなってきただろうか。

知恵のある成熟

運転免許をとった時のことを覚えているだろうか。自分はもう大人だと思ったのではないだろうか。実家を離れて一人暮らしを始めた時、自分のアパートを借りた時、結婚した時はどうだったろう。自分はもう一人前だと思えただろうか。

はじめて子供をもった時はどうだったろうか。それは一つの、目ざめの時だったはずだ。これであなたは、はじめて大人になったという思いをいだいただろうか。

祖父や祖母が亡くなる、親が亡くなる、配偶者が去る、友人や仕事を失う。そんなとき、自分はもう大人なのだと思っただろうか。

高校生の子供がいる。その一人が酒に酔って帰ってくる。娘のボーイフレンドが気に入らない。子供が長電話をする。あなたは夜も眠れない。ティーンエイジャーの子供が車に乗るたびに、「どうか無事でありますように」と祈る。あなたは白髪になり始める。これが成熟するということなのだろうか。

子供たちは巣立っていった。親友の兄の葬儀を手伝った。自分のまわりの世界が変化しているのに気がつき始める。自分より若い人が多くなっていく。鏡を見て、「私は何歳くらいに見えるかしら」と考える。また運動をすることにしたり、ピアノを始めることにしたり、絵の具とスケッチブックをもう一度取り出したりする。郵便局で待たされても前より辛抱づよくなってくる。ばかにされても悩まない。あなたは知恵が身についてきている。

生きていく過程のどこかで、あなたは人生がつらいものだとわかってくる。人はみな苦しむものだと、だれもが自分と同じように考えるわけではないと、けんかや口論は愚かなことであり、自分の意向を理解させるもっといい方法があるはずだとわかってくる。髪がうまくまとまらない日があっても気にしない。猫が新しい絨毯《じゅうたん》の上に吐いても、それが何だ? 雑巾でふきとればいいじゃないか、と思う。あなたは成熟してきている。

知恵によって完全な成熟に達する人はおそらくいないと思う。それは生涯を通して、日々、取り組むべき目標だと思う。しかしその過程で、SA＝気づきの力を働かせることによって、あなたの目は開かれていく。

＊あなたの成熟度のチェックリスト

この数年間、私は知恵のある成熟に達した人の生き方や対人関係に注目してきた。そういう人が人々のなかで、生活のなかでどんなふうに考え、感じ、行動するのかを考えてきた。そして、人生の知恵を示すリストをつくった。全項目の九五パーセントにチェックマークをつけられれば、あなたはほぼ成熟しているといえる。

では鉛筆を用意して、チェックを始めよう。

1. 人生はつらいものだとわかっている一方、その途中で充実感や喜びや驚きを与えてくれることもあると知っている。□

2. この世は必ずしも公平ではなく、ときには善良な人々の人生に悪いことが起こることもあると知っている。□

3. 一週間に多くても三回までしか批判的な言葉を口にしない。□

4. かんしゃくを起こさない。どなったり、ののしったり、不機嫌な顔をしたりしない。怒りをコントロールすることを知っている。□

5. 過去の傷や挫折や失望にこだわらない。ほとんどどんなことでも、自分も他人も許せるとわかってきた。□

6. やると言ったことはやる。言い訳はしない。□

7. 決定をくだす前に、自分だけでなく、つねに他者のことも考慮に入れる。□

8. 毎日、自分だけのひとりの時間をもつ。□

9. 毎日、笑い、夕焼けを眺め、深呼吸をして大気が胸を満たすその感覚に喜びを感じる。□

10. 対処を誤り、自分だけでなく他者も苦しめた出来事を、人生の中で三つ思い出すことができる。今すぐ、その三つをふりかえってみよう。□

11. 自分が間違いをおかした時は素直に謝り、二度とくりかえさないように努力する。□

12. 浮気や一晩だけの情事はしない。□

13. 話の聞き方を知っている。注意深く耳をかたむけ、きちんと反応を返してあげる。適切な時に質問し、自分が話したいことに話題をもっていったりしない。□

14. 心の痛みに対処するためにさまざまな方法を用いる。友人に電話したり、何かに打ちこんだり、人のために何かをしたり、お祈りをしたり、専門家の助けを求めたりする。□

15. たとえ妬《ねた》ましい考えや妬ましい感情をいだくことがあっても、それを態度に出さない。□

16. 毎年、新しいことを三つ学ぶという目標をもつ。エアコンのフィルターの交換方法、Eメール、フライフィッシングなど。あなたは今年マスターしようと思っていることを三つあげられるだろうか。□

17. どうしようもないことに、くよくよ泣き言をいわない。□

18. あまり多くのことを引き受けすぎず、自分の限界以上の仕事をしない。□

19. 気持ちよく人をほめ、人の功績をみとめる。□

20. 酒を飲みすぎたり、薬物を濫用《らんよう》したりしない。□

21. 不快感やイライラを声に出さないように努力する。□

22. 親とのもめごとを解決し、彼らの欠点を許している。両親とは持ちつ持たれつの関係になっている。□

23. ちょっとした違反であろうと、法律に反することはしない。□

24. 孤独や憂うつ、不安を克服する努力をする。それらにやすやすと屈しない。□

25. 人生の楽しみ方を知っている。仕事で忙しい日でも、遊びに忙しい日と同じように、幸せで充実している。□

26. 起きている時は意識を今の瞬間に向け、ゆったりとすべてを受け入れ、その時その時をきちんと生きる。□

27. だれかに批判された時、自己弁護をしたり、皮肉で言い返したり、すぐに言い訳をしたりしない。その意見について考え、よく検討してから、それを認めるか認めないかを自分自身で決める。□

28. 毎日、小さな親切をする。年老いた親に電話をかけたり、だれかにサンドウィッチをつくってあげたり、スピードを落として人の車を自分の車線に入れてあげたりする。□

29. ちょっとしたこと——だれかが遅刻した、レジの順番がなかなかこない、トイレットペーパーがきれているなんてこと——にイライラしない。□

30. 現実に見合った期待をもっている。期待が大きすぎると不安や不満につながり、期待が小さすぎると退屈して、なげやりな人生になることをよく理解している。□

31. 自分のもつ信念、自分のくだす決断、自分のとる行動の一つ一つが、人間としての品位や価値を上げることもあれば、下げることもあると知っている。□

32. 「大地も海も木も損なってはならない」（「ヨハネの黙示録」第七章第三節）の教えにしたがって生きている。□

33. 「だから、人にしてもらいたいと思うことは何でも、あなたがたも人にしなさい」（「マタイによる福音書」第七章第一二節）という黄金律にしたがって生きている。□

34. いつも、次の歌詞にある精神を旨《むね》として生きている。「地球に平和をもたらそう、私からそれを始めよう」□

35. 自分がこの世に存在する真の理由をけっして忘れない――人とのすばらしい関係を築くため、みんなや世界との一体感を感じるため、笑うため、そして神とともに歩むために自分はいるのだ、と。□

さあ、結果はどうだっただろう。九五パーセントに達しているだろうか(チェックマーク三三個)。それとも成熟度八五パーセント(チェックマーク三〇個)ぐらいだろうか。

チェックマークの一つ一つに関して、自分に星形の金メダルをあげるつもりで、片手を肩へまわし、自分をポンポンとたたいてほめてあげよう。おかしなことだ。私たちはこんなふうに背中をたたかれるのが大好きなのに、自分にしてあげることはめったにないなんて。

それから今度は、良心にかんがみてチェックマークをつけられなかった項目を見てみよう。あなたはこれから、この中のどれに取り組もうと思うだろうか。

そのほかに必要なこと

気づきの力＝SAを十分に高め、知恵によって成熟に達するために必要なことは、ほかにもいくつかある。一つは、休息を忘れないことだ。

「早くしろ」「さっさと終わらせろ」を合い言葉に、獲得と蓄積をくりかえし、携帯電話が鳴り続け、ファックスが動き続ける現代社会では、立ちどまって休まなければならないことを忘れがちだ。しかし、仕事をやめて休むことは、いわば神のお命じになったことなのだ。「安息日を心に留め、これを聖別せよ。六日の間働いて、何であれあなたの仕事をし、七日目は、あなたの神、主の安息日であるから、い

かなる仕事もしてはならない」（『出エジプト記』第二〇章第八節～第一〇節、『聖書』新共同訳、日本聖書協会）

休日——安息日とは、ゆったりとすごし、楽しみ、自分をふりかえって、自分とは何者なのか、この世における自分の本当の目的は何なのかをあらためて知るための日だ。

昔の米国では、日曜日にはほとんどすべての店が閉まっていた。閉めることによって、今日は忙しく何かをする日ではないことを知らせていた。休日は神の日である。今、私たちはそれを思い出さなければならない。

もし次から次へと雑用や活動に追われていたら、いったいどうやってこの世界を楽しむことができるのか。風の音、窓をうつ雨、太陽の暖かさ、エサ台にいる小鳥の声、床で遊ぶ子供たちの笑い声、足もとで丸くなっている犬の手ざわりを。もし休日にさえ立ち止まらなければ、どうやって自分を見つめ、残りの六日間を反省することができるのか。そして、もしいま立ち止まらなければ、あなたはいったいいつ立ち止まるつもりなのか。

●あなたのまわりの神の子たち

人生は他者から孤立したり、苦しみや喜びを一人で味わったりするためのものではない。人生は他者との交わりのなかで生きるものだ。親しく寄りそうことによって、たがいに力が得られる。それは幼年時代から小学校時代、そして思春期、成年期、中年期、老年期へと進むなかで、いつでも人生の一部である。人とのつながりから、私たちは力を得て、受け入れられ、自分を知り、喜びや愛を得る。

セラピーにきた人が自分にはほとんど友人がいないと言うと、私はより多くの友人を見つけるようにという課題を与える。職場やとなり近所、身内のなかで、友だちになれそうな人を選びだしてもらう。

ときには宗教的な行事にも参加することを勧める。そして週に一度、何らかの社会的活動もしてもらう。友人をつくり、つきあうことは、自分を他者にささげることだ。与えることによって得るものがある。友情のなかに、あなたは愛や一体感を見出すだろう。友人のいない人生などおよそ想像できない。

●支援グループ

支援グループは、あなたが人生における気づきに近づくための手助けをしてくれる。グループセラピー、依存や嗜癖《しへき》に悩む人々のための自助グループ、宗教的なグループなど、いろいろな団体がある。責任感や自己探求、愛に満ちた人間関係や仲間意識をともに深める環境をつくろう。

私はある友人に、彼女の生活の一端を知ることのできるカードを書いてもらった。彼女はこう書いている。「今夜は『女性の旅の会』の会合をひらきます。先生にはわかると思うけど、こんなことをするのは嫌だったわ。家のかたづけとか、食べ物や飲み物の調達とかで準備が大変だから。ここへ人を集めるとなれば、それなりに心構えがいるしね。でも、きっと後でやってよかったと思うでしょう」

●ひとりの時間

ひとりで散歩をする、自然に耳をかたむける、空を見る、星を眺める、よい詩を読む、静かな昼食を楽しむ、あるいはすばらしい音楽を聴くための自分だけの時間をもつことだ。こうした体験に身をひたさずして、だれもこの世を去るべきではない。

孤独は自己発見の場だ。ひとりでいる時は、夢を見ている時と同じく、心の中を整理し洗い直す作用が生じ、自分のもっとも深い感情や心の奥にある思いに出会う。孤独には、ひとりでいること、ありのままの自分に自信をもつこと、まわりから望まれていることやあるべき自分の姿にこだわらず、自分自身が望むことや、自分の本来の姿を知ることを可能にする力がある。孤独といっても、人から完全に離れている必要はない。そばに本を読んでいる人や、公園でのんびりしている人がいてもいい。

孤独になると、あなたは完全に自分の世界の中で探求ができる。思い出してほしい。イエスは人々に教えをひろめる前に、荒野で四〇日間をすごした。釈迦《しゃか》も「四諦《したい》」（訳註・苦（生老病死）、集（苦の原因となる煩悩の集積）、滅（苦集の滅した悟りの境地）、道（悟りに到達する修行）の四つ」の思想と人間の真実についての知識を世にひろめる前に、何年も坐して瞑想したのだ。

●眠り

眠りは体力を回復させるだけでなく、人生のさまざまな要素を統合することにも役立つ。あらゆるデータがプログラムし直され、再処理されて、あなたという存在の本質的な部分に働きかける。毎晩、混沌《こんとん》とした非現実的な夢の世界にはいることによって、何らかの未知のプロセスによって、心の健康が増すとも言われている。

眠りはまた、いろいろなアイデアや発想が広がり、整理され、分類され、比較されるため、創造的な働きをうながしてもいる。長い間とらえられなかったものごとの本質や答えが、そのなかで手にはいる。だから注意して、十分な睡眠をとるようにしよう。それは自分を新たによみがえらせることに役立つはずだ。

●無私の奉仕

私たちの世界では無私の奉仕も必要だ。SAの力を十分に育てるためにもそれは欠かせない。私たちはみんな、同じ道を行く旅人だ。旅の終わりに近い者もいれば、その途中にいる者もいる。旅を始めたばかりの者もいる。

道中では、多くの人々が助けを必要とする。精神的な支援を求める者もいれば、身体的なケアや経済的な援助を求める者もいる。点訳ボランティアをすること、ホームレスの人たちのために炊き出しをしたり、宿泊所を建てたりすること、給食宅配サービスの運転手になること、近所の子供たちのベビーシッターをすること、友人を医者へ連れて行くこと、難民収容所の子供に送るお金を寄付すること。それは救援してやろうということではなく、思いやりや慈愛から出た行為、私たちは一体であるという姿勢の現われであり、手をさしのべてお返しをしようということだ。

無私の奉仕は、家族や子供、孫、友人、教会や寺院、地域社会に対するお礼である。愛する人にくすぐられた時に大笑いできること、教育や財産を与えてもらったことに対して感謝を示す手段なのだ。他者に何かを与えることは、猜疑心や嫉妬、自分の人生には人や物が不足しているという考えから自由になるのに役立つ。自分は十分に恵まれていることを知るのに役立つ。無私の奉仕は、あなたに充足感を与えてくれる。SAを育てるためにできることの中で、無私の奉仕はもっとも重要なものの一つだ。

たとえ幼い子供の世話や多忙なスケジュール、からだの不調、金銭の不足などが大きな負担になっていると思っても、それは問題ない。今すぐ自分に約束をしよう。これからは毎日一つ、ささやかでも無私の行為をすること。毎日、日記やカレンダーに、自分がした無私の行為をメモしておくか、奉仕をしたことを示す小さな星印をつけよう。これを毎日毎日、毎週毎週、毎月毎月続けよう。こうした決意を固めて無私の行為を最後までやりとげれば、それはあなたにしかできない、人々へのまたとない贈り物になる。

自分に与えられたものに対して感謝することも、無私の奉仕であると思う。それは自分の人生に対するお礼なのだ。コンチェルトを**聴く**能力、豪雨のあとの土の匂いを**嗅ぐ**能力、星を**見る**能力、フライドチキンやマッシュポテト、インゲンや冷たいアップルソースを**味わう**能力、人生には自分が知るよりもずっと多くのものがあると**感じる**、**直観する**能力に対するお礼なのである。

あなたには、まわりに変化を起こす力がある

カート・コーターの「四季の物語」という寓話集のなかに、こんな話がある。

二羽の鳥が木の枝にとまって、かろやかに降る雪を静かに眺めていた。若いほうの鳥が連れの鳥を見て、「ひとひらの雪片はどれくらいの重さでしょう」と言った。年上の鳥は「むろん、重さなんてほとんどないよ」と言った。

雪は降り続け、しばらくすると年上の鳥は飛びさった。年下の鳥は下の枝に積もった雪片を数えてみようと決めた。彼は何千、何万と数え、ついに三七〇万と一まで数えた。そして三七〇万と二を数えた瞬間、枝は折れた。

〝重さなんてほとんどない〟ひとひらの雪片に変化が起こせるのなら、親や子供、夫や妻、友人、教師、セールスマン、音楽家、技師、あるいは秘書が一人で起こせる変化はどれほどのものになるだろう。あなた自身がまわりに起こせる変化の力を考えてみよう。

人生を十分に生きよう。できることは何でもやろう。自分を理解し、自分を知ろう。自分の弱さを知り、変わる勇気をもとう。人に愛し愛される人間でいよう。よく笑おう。人生をたたえよう。他者と、自然と、神との一体感を感じよう。そして驚くべき不思議な力をもった、すばらしいあなたのSA＝気づきの力を、人生のなかでしっかり働かせようではないか。

あとがき――変化には「四つの季節」を要する

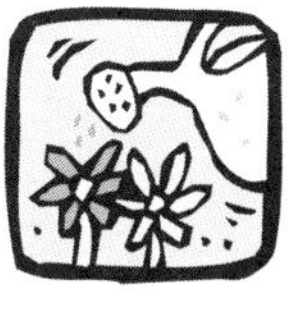

この本をまだ原稿の段階で読んだあと、その内容のおかげで生活が変わったと多くの人が言ってくれた。自分の思考や感情や行動を前より意識するようになったという。自分の体験していることへの気づきが深まり、さらに、行動をいくらか変えたことで自尊心が高まったとも言う。

ある女性は、失った仕事のことをくよくよ考えなくなったと言った。またある女性は、十代の娘と口げんかすることがなくなったと言った。ある男性は、何年もイライラした気分に苦しんでいたが、やっと怒りをコントロールできるようになったと言った。ある女性は、生活のなかで少々腹の立つことがあっても、前より素直に受け入れられるようになったと言った。またある男性は、今までお祈りなどしたことがなかったのに、一日に二度、お祈りをするようになった。

ところが――数ヵ月がすぎると、最善の努力をしたにもかかわらず、ふたたび同じ問題にぶつかる人々が出てきた。

なぜ逆戻りしてしまったのだろうか。

それは彼らが変わりたくなかったとか、変わる気がなかったとか、はじめに変わったあとも生活に改善がみられなかったとかいう理由ではない。彼らが逆戻りしたのは、この本で紹介した知識をつねに念頭に置いておかなかったからである。生活の変化が定着するまでには時間がかかる。私はセラピーに来ている人たちに、変化が自分のものになるまでには〝四つの季節〟を要すると話している。新しい行動が実際に第二の天性となるまでには、一年を通して、まわりや自分に批判的にならないこと、あるいは怒りをコントロールできるようになることが必要なのだ。

自分が起こした変化を維持することはやさしくない。だから私はこの本を時々、手にとることをお勧めする。自分が取り組んでいる問題に関係した部分を読みかえしてみよう。そうすれば、これからもSAを働かせよう、人への接し方や行動を新たにしていこうと励まされるだろう。

自分の内面を見つめ、自分に責任をもつようにすれば、変化はきっと起こる。そしてその変化は、生涯、持続するだろう。

訳者あとがき

本書は一九九九年に刊行された、ドリス・ワイルド・ヘルマリング著「Sense Ability」の翻訳である。

著者ヘルマリングはアメリカで三〇年近いキャリアをもつセラピストであり、すでに七冊の著書があるほか、人生、人間関係などをテーマにした新聞のコラムを長年書き続け、また多くの雑誌に寄稿してきた。

そんな著者が豊富な経験から実感した、健全な人間関係と幸福な人生を実現するための秘訣こそ、本書のテーマである「SA（センス・アビリティ）＝気づきの力」なのである。

新聞やテレビのニュースを見れば、「日本の教育はこのままでいいのか！」「この不景気の責任は誰がとるんだ！」などと非難の大合唱。自分の身をふりかえってみれば、「最近お腹が出てきちゃった」「水道の水が漏れてるみたい」……。まったくもって心配事の絶えない毎日である。

街を歩けば傍若無人《ぼうじゃくぶじん》な若者に、仕事場に行けば自分勝手な同僚に、家に帰れば言うことを聞かない子供や不機嫌な連れ合いに、イライラは募るばかりだ。マスコミは犯罪の凶悪化や若年化の原因を求め、心の荒廃を言いたてる。ストレス社会という言葉はもはや自明のものだ。いつ、どこで、だれがキレるかわからない世の中になってしまった。それでも、である。人は、人のなかで生きていかなければならない。生きるからには、楽しく、幸福で、充実した人生を生きたいものだ。悲観や絶望や怒りは何も生みださない。嘆いていても始まらない。本書第15章の最後にもあるように、重さなどないに等しいひとひらの雪も、何十万何百万と降り積もれば木の枝を折ることがある。一人ひとりの小さな変化が少しずつ積み重なって、世界を変えることもできるはずなのだ。

その一人ひとりの変化をもたらすのが「SA＝気づきの力」だと著者は言う。それは自分の思考、感情、行動をより高いレベルから、いわば「心の眼」で眺める能力である。ものごとを一面的に見るのでなく、別の視点からも見ることのできる能力と言ってもいい。SAの力を使えば、自分の思考、感情、行動の流れをよりよく理解できるようになり、コントロールすることも可能になる。そうなれば、私たちの人間関係は今よりもスムーズになり、満足、安心、幸福感を得ることができるのだ。この能力はだれにでも生まれつき備わっているのだが、その存在や使い方を知らない人があまりにも多い。だからSAをもっと高めよう、SAの力を使って人間関係における数々の問題、あるいは人生上の悩みや苦しみを解決しようというのが、著者のアドバイスである。

そのためにはまず、自分という人間をくもりのない眼で冷静に見つめ直す必要がある。「私は自分自身も他者も大切にできる、バランスのとれた人間だろうか」と問いかけるのだ（第2章参照）。ここが、SAを働かせて変化をとげるためのスタートラインである。本書とともに、SAを高め、人間としての成熟をめざす旅に出よう、と著者は私たちを励ましてくれる。

SAを高める方法として著者が勧めていることはいくつかある。その一つをあげてみれば、出来事を単なる出来事として見て、それに否定的な意味づけをしないこと。否定的な思考は次々と連鎖反応を起こす。自分の否定的な思考のせいで怒りや不満がどんどん膨らみ、自分も相手も不愉快にさせてしまうことがいかに多いか。胸に手を当ててみて、そんな経験はないと言いきれる人がはたしているだろうか？　あるいは、そんな自分のままでいたいと思う人がいるだろうか？

自分の怒り、不安、嗜癖《しへき》、嫉妬などをコントロールできない、コミュニケーションがうまくできない、悲しみから立ち直れないなど、さまざまな問題をかかえてセラピーにやってくる人々の具体例と、その人たちに著者が与えたアドバイスを本書で読めば、だれでも思いあたることの一つや二つはあるだろう。そして、

ＳＡを働かせることで自分の思考、感情、行動を見つめ直し、問題を解決する、あるいは少なくとも問題と折り合いをつける方法がわかってくるだろう。本書にある著者からのさまざまな問いかけに答えていくことは、読者が自分自身に気づくための大きな助けになるはずだ。

しかし、本書は単なる人間関係の手引き書には終わらない。たとえば「愛」について記した第3章は、愛のさまざまな側面を語ることで、私たちに愛の本質を教えてくれる。「一体感」についての第14章は、自分と周囲の人々、ひいては生きとし生けるすべてのもの（人類、生命、地球、宇宙、神……人によって呼び方は違うだろうが）とのつながりを感じた瞬間のすばらしい至福感を思い出させてくれる。それはたとえば、家族のだれかが無心に歌う鼻歌を聞いているうちに、急にこみあげてきた愛《いと》しさ。スポーツ観戦で怒濤《どとう》のような歓声に加わった時の高揚感。あるいは山道を歩いていて、木漏れ日を全身に浴びた瞬間の、なにか聖なる気持ち。人間にはそれを感じる「ＳＡ＝気づきの力」がある、人間って素敵だ、世の中も捨てたものじゃない。そう思ったとき、私たちは確実に変わり始めている。その意味では、本書は生きていく上での「英知の書」なのである。

大人になるとは、一体どういうことなのか。法律上の成人になって、権利や義務が生じることか。親から独立して自分の家庭を営むことか。いや、ＳＡを高める努力を怠らず、少しずつ精神的に成熟していくことだ、と著者は言う。完全な成熟という地点に到達することは、おそらく誰にもできないだろう。それでも努力を続けること、雪をひとひらずつ降り積もらせることはきっとできる。本書を読んで、こんな自分でも少しぐらいなら変わっていけるかもしれないと思っていただけたなら、訳者としても本望である。

なお、原題の「センス・アビリティ」は、直訳すれば「感覚力」となるのだろうが、本書のキーワードとなる重要な表現ではあるものの、日本語としては耳慣れない言葉であるため、この能力を実際に使う主要な場である、人間関係に焦点をあてた邦題をつけさせていただいた。また、日米の文化的背景やメンタリティの違いを勘案し、日本の読者にとってわかりやすい訳文にしてほしいとの編集部からの求めもあり、私自身も同感であったので、文脈を損ねない範囲で多少の意訳、縮訳を行った箇所もあることをお断りしておきたい。

本書の翻訳にあたっては、青木桃子さん、市川美佐子さん、高尾菜つこさんの三名のご協力をいただいたことを、ここに記してお礼を申し上げたい。皆さんのお力をお借りしてできあがった訳文にはすべて伊藤が目を通して文体・表現の統一をはかったが、最終的な文責は伊藤にある。また、第4章と第6章に紹介されているティク・ナット・ハンの「ガータ」(偈《げ》)の訳については、翻訳家の島田啓介氏からていねいなご教示をいただいた。最後になったが、この翻訳の機会と多くの助言を与えてくださった日本教文社の田中晴夫氏と株式会社バベルの鈴木由紀子氏に心からお礼を申し上げる。

二〇〇一年八月　　伊藤　はるみ

◎**訳者紹介**――伊藤はるみ(いとう・はるみ)＝一九五三年名古屋市生まれ。愛知県立大学外国語学部フランス学科卒業。訳書に『精神生物学』(アーネスト・L・ロッシ著、日本教文社)、『古代エジプト・シンボル事典』(リチャード・H・ウィルキンソン著、原書房)などがある。

◎著者の連絡先――Doris Wild Helmering, P. O. Box 410222, St. Louis, MO 63141, U.S.A.
(ホームページ＝http://www.doriswildhelmering.com/)

みんなに好《す》かれる人《ひと》　避《さ》けられる人《ひと》

初版発行——平成一三年八月二〇日

著者——ドリス・W・ヘルマリング

訳者——伊藤はるみ（いとう・はるみ）

発行者——岸　重人

発行所——株式会社日本教文社

東京都港区赤坂九—六—四四　〒一〇七—八六七四

電話　〇三（三四〇一）九一一一（代表）

〇三（三四〇一）九一一四（編集）

FAX　〇三（三四〇一）九一一八（編集）

〇三（三四〇一）九一三九（営業）

振替＝〇〇一四〇—四—五五五一九

印刷・製本——東洋経済印刷

装幀——清水良洋

カバー・表紙・扉イラスト——佐の佳子

●日本教文社のホームページ　http://www.kyobunsha.co.jp/

SENSE ABILITY by Doris Wild Helmering

ISBN4-531-08131-5　Printed in Japan